Vinisha Bajaj

Biomateriais na regeneração periodontal

Vinisha Bajaj

Biomateriais na regeneração periodontal

ScienciaScripts

Imprint

Any brand names and product names mentioned in this book are subject to trademark, brand or patent protection and are trademarks or registered trademarks of their respective holders. The use of brand names, product names, common names, trade names, product descriptions etc. even without a particular marking in this work is in no way to be construed to mean that such names may be regarded as unrestricted in respect of trademark and brand protection legislation and could thus be used by anyone.

Cover image: www.ingimage.com

This book is a translation from the original published under ISBN 978-620-7-84465-4.

Publisher:
Sciencia Scripts
is a trademark of
Dodo Books Indian Ocean Ltd. and OmniScriptum S.R.L publishing group

120 High Road, East Finchley, London, N2 9ED, United Kingdom
Str. Armeneasca 28/1, office 1, Chisinau MD-2012, Republic of Moldova, Europe
Printed at: see last page
ISBN: 978-620-7-93837-7

Índice

1) Introdução

O periodonto é uma estrutura de suporte dos dentes composta por gengiva, cemento, ligamento periodontal (PDL) e osso alveolar. A periodontite é uma doença inflamatória que leva à degradação dos tecidos periodontais, causando o movimento dos dentes e, eventualmente, a sua perda. Atualmente, os tratamentos clínicos da periodontite centram-se na remoção da placa bacteriana e no controlo da inflamação local, como a destartarização e o alisamento radicular e os tratamentos cirúrgicos [1]. Estes tratamentos têm como objetivo reduzir os sintomas e prevenir a progressão da doença, mas não são capazes de restaurar a ligação do tecido periodontal aos dentes ou aos tecidos periodontais originais. Como resultado, as funções dos dentes e da dentição continuam a ser afectadas após os tratamentos. Para conseguir a formação de tecido periodontal, foram desenvolvidas algumas abordagens regenerativas, como a regeneração tecidular guiada (RTG) e os enxertos ósseos. Os resultados clínicos destas abordagens são, no entanto, variáveis e imprevisíveis. [2][Como resultado, estratégias regenerativas alternativas para restaurar as estruturas e funções dos tecidos periodontais em pacientes com periodontite são fundamentais.

2) Regeneração periodontal

Quando o periodonto é danificado devido a inflamação ou tratamento cirúrgico, o defeito cicatriza através da regeneração ou reparação periodontal. A cicatrização ocorre através da reconstituição de um novo periodonto, que inclui a formação de osso alveolar, ligamento periodontal funcionalmente alinhado e novo cemento. Em alternativa, a reparação devido à cicatrização por substituição por tecido epitelial e/ou conjuntivo que amadurece em vários tipos não funcionais de tecido cicatricial é denominada nova fixação. [Diferentes modalidades de tratamento têm sido sugeridas para regenerar os tecidos periodontais danificados tanto em casos de recessão gengival como de periodontite. Todas estas estratégias têm como objetivo corrigir os defeitos devidos à doença e regenerar novos tecidos periodontais.

A regeneração periodontal é definida como a regeneração dos tecidos de suporte dos dentes, incluindo o cemento, o ligamento periodontal (PDL) e o osso alveolar.

O desenvolvimento de um novo cemento com fibras PDL ligadas ao osso alveolar é o principal objetivo da regeneração periodontal. Tal como num dente saudável, as fibras periodontais recém-formadas devem orientar-se perpendicularmente ao cemento e ao osso alveolar. Durante o período de cicatrização da terapia periodontal, as células epiteliais, que têm a taxa de migração mais rápida, formam o epitélio juncional longo. Este tipo de cicatrização atrasa a regeneração de outros aparelhos. Para evitar o crescimento descendente do epitélio ao longo da superfície dente-raiz, pode ser aplicada uma membrana ou um processo que se designa por regeneração tecidular guiada (RTG). Nos últimos anos, foram avaliadas várias combinações de técnicas regenerativas convencionais: GTR, enxerto de tecido duro e aplicação de factores de crescimento tecidular. [4]

Durante o desenvolvimento do dente, as células do folículo pericoronário residentes no nicho se diferenciam em cementoblastos, fibroblastos e osteoblastos, que produzem cemento, PDL e osso alveolar [5]. No entanto, o nicho (microambiente) que induz a formação dos tecidos de suporte do dente não é mantido após o desenvolvimento do dente, tornando difícil a restauração do periodonto danificado/perdido após a maturidade.

A engenharia de tecidos, como uma abordagem de bioengenharia, é capaz de reproduzir o microambiente e regenerar tecidos funcionais [6]. Quando se utiliza uma estratégia de engenharia de tecidos para a regeneração periodontal, devem ser considerados dois elementos críticos: o suporte (biomateriais e conceção do suporte) e a administração controlada de fármacos (moléculas bioactivas e métodos de administração controlada). Figura 1

Mais importante ainda, a regeneração periodontal é um campo de estudo em rápido crescimento. Foram desenvolvidos vários novos biomateriais, abordagens e tecnologias. [7]

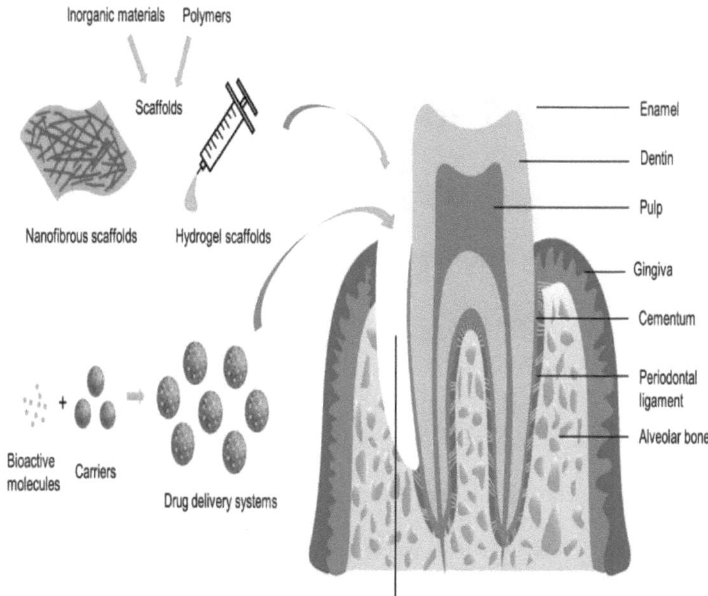

Fig. 1. Ilustração esquemática da anatomia dos tecidos periodontais, do defeito periodontal, dos suportes da abordagem de engenharia de tecidos e do sistema de administração de fármacos.

3) Biomateriais e conceção de estruturas de suporte para a regeneração periodontal

3.1) Estratégias para a regeneração periodontal

Existem duas abordagens para a regeneração periodontal: GTR e engenharia de tecidos.

Durante décadas, a RTG tem sido amplamente utilizada na clínica para a regeneração do periodonto. É uma técnica de procedimento cirúrgico regenerativo que envolve a elevação do retalho mucogengival, a raspagem e o aplainamento das superfícies radiculares, e a colocação de membranas de barreira temporariamente sob a gengiva. A base biológica da técnica GTR consiste em bloquear o crescimento apical do epitélio para o espaço sobre a superfície radicular desnudada através da utilização de uma membrana de barreira, facilitando assim a formação de tecidos PDL e osso alveolar pelas células PDL e osteoblastos. Numerosos estudos clínicos confirmaram os benefícios dos tratamentos GTR, incluindo um maior ganho de nível de inserção clínica (CAL), redução da profundidade da bolsa de sondagem (PPD) e regeneração óssea em comparação com o tratamento de desbridamento com retalho aberto (OFD). [8]

Embora a RTG tenha resultados de tratamento positivos, tem limitações para a regeneração periodontal. Em primeiro lugar, os benefícios regenerativos do tratamento GTR diferem de caso para caso. A diabetes, o tabagismo, o controlo da placa dentária, a anatomia e a morfologia dos dentes são factores que influenciam os resultados do tratamento com GTR. [9]

Consequentemente, os resultados do tratamento com GTR na prática clínica podem ser menos bem sucedidos do que os observados em ensaios clínicos. A GTR foi considerada um método previsível para defeitos intra-ósseos estreitos e defeitos de furca mandibular de classe II numa análise quantitativa. O tratamento com GTR para outros tipos de defeitos periodontais, por outro lado, tem resultados limitados e imprevisíveis.

As membranas de barreira GTR são classificadas em dois tipos: membranas não absorvíveis e membranas absorvíveis. As membranas não absorvíveis requerem uma segunda cirurgia para serem removidas da área do defeito, o que aumenta o risco de infeção, bem como a carga cirúrgica.

A engenharia de tecidos é uma estratégia que emprega células estaminais/progenitoras, estruturas de suporte e moléculas bioactivas para construir sistemas biomiméticos que induzem a formação de novos tecidos. As estratégias de engenharia de tecidos para a regeneração periodontal podem ser classificadas como livres de andaimes ou baseadas em andaimes, dependendo da utilização de biomateriais. A abordagem sem andaimes envolve o transplante de células ou agregados celulares para uma área defeituosa sem a utilização de um transportador de células. Foram identificados vários tipos de células, incluindo células estaminais mesenquimais derivadas da medula óssea (BMSCs) [10]. Foi investigada a capacidade das células estaminais derivadas do tecido adiposo (ADSCs), das células estaminais do ligamento periodontal (PDLSCs) e das células estaminais da polpa dentária (DPSCs) para formar tecidos periodontais. A difusão das células para fora da área do defeito é um problema na implantação direta de células. A técnica da folha de células, que aprisiona as células na matriz extracelular (ECM) segregada pelas células, pode impedir a migração celular. Em defeitos periodontais de suínos, verificou-se que a terapia com lâminas de células induz mais formação óssea do que a suspensão de células [1 1]. No entanto, a tecnologia de lâminas de células só pode regenerar uma única camada de tecido com uma estrutura simples. Dada a arquitetura complicada do periodonto, que inclui dois tecidos duros (osso alveolar e cemento) e um tecido mole (PDL), a utilização de uma abordagem baseada em andaimes é a única opção para a regeneração do complexo PDL-cemento-osso alveolar. Para imitar as estruturas periodontais, são necessários scaffolds multifásicos com características distintas em cada camada.

Para conseguir a regeneração do complexo periodontal, a arquitetura, a composição química e a composição celular/bioquímica de cada camada devem ser adaptadas [12,1 3].

3.2) Biomateriais GTR

As membranas de barreira GTR mantêm as células epiteliais afastadas enquanto permitem a regeneração do PDL e do osso alveolar. As propriedades básicas das membranas de barreira devem incluir a **biocompatibilidade, a oclusão celular, a integração de tecidos, a manutenção do espaço e a possibilidade de gestão clínica** [13,1 4].

Biocompatibilidade - O material não deve provocar uma resposta imunitária, sensibilização ou inflamação crónica que possa interferir com a cicatrização e representar um perigo para o doente.

Exclusividade celular - O material deve atuar como uma barreira para excluir tipos de células indesejáveis de entrar no espaço isolado adjacente à superfície da raiz.

Integração de tecidos - O objetivo da integração de tecidos é evitar o rápido crescimento epitelial na superfície exterior do material ou o encapsulamento do material, e proporcionar estabilidade ao retalho sobreposto.

Criação de espaço - O material de barreira é capaz de criar e manter um espaço adjacente à superfície da raiz. Isto permitirá o crescimento de tecido do ligamento periodontal.

Gestão clínica - Deve ser fornecido em configurações fáceis de aparar e de colocar.

As membranas de barreira GTR são classificadas como: Não absorvíveis ou Absorvíveis.

As membranas não absorvíveis superam, em média, as membranas absorvíveis em termos de manutenção do espaço.

As membranas de barreira utilizadas para a GTR podem ser divididas, em termos gerais, em três gerações de membranas. [1 5]

Membranas de primeira geração

A primeira geração de membranas de barreira desenvolvida nas décadas de 60 e 70 tinha como objetivo obter uma combinação adequada de propriedades físicas para corresponder às do tecido substituído com uma resposta tóxica mínima no hospedeiro. Nas primeiras tentativas de GTR, Nyman et al. utilizaram um filtro bacteriano produzido a partir de acetato de celulose (Millipore) como membrana oclusiva, em 1982. Embora este tipo de membrana tenha cumprido o seu objetivo, não era ideal para aplicação clínica. Estudos posteriores utilizaram membranas de politetrafluoroetileno expandido (e-PTFE) especialmente concebidas para a regeneração periodontal (Gore Tex Periodontal Material). Outras membranas não reabsorvíveis são o ePTFE reforçado com titânio, o PTFE de alta densidade ou a malha de titânio. Estudos revelaram que o reforço com titânio das membranas de PTFE de alta densidade conduz a uma capacidade regenerativa superior quando comparada com as membranas tradicionais de PTFE expandido, principalmente devido ao suporte mecânico adicional fornecido pela estrutura de titânio contra as forças de compressão exercidas pelos tecidos moles sobrejacentes. O principal inconveniente é a necessidade de uma segunda cirurgia para a remoção da membrana.

Membranas de segunda geração

A segunda geração de membranas de barreira foi concebida para ser reabsorvível, a fim de evitar a necessidade de remoção cirúrgica. Existem duas grandes categorias de membranas bioreabsorvíveis: as membranas naturais e as membranas sintéticas.

As vantagens dos suportes derivados de matrizes naturais incluem a apresentação de sinais fisiológicos para a indução e manutenção dos componentes da maquinaria celular e a capacidade de se degradarem enzimaticamente ao longo de vias naturais. As membranas naturais são feitas de colagénio ou quitosano. Foi demonstrado o sucesso do tratamento após a utilização destes materiais de barreira, mas os resultados dos estudos variam.

Foram comunicadas várias complicações, como a degradação precoce, o crescimento epitelial ao longo do material e a perda prematura de material, após a utilização de membranas de colagénio. Embora provavelmente mínimo, existe o risco de transmissão de agentes infecciosos de produtos de origem animal para os seres humanos, e a autoimunização também foi mencionada como um risco. Os materiais de barreira sintéticos feitos de poliésteres (por exemplo, poli(ácido glicólico) (PGA), poli(ácido lático) (PLA), poli(-caprolactona) (PCL) e os seus copolímeros) foram avaliados em estudos com animais e seres humanos e são habitualmente utilizados. Estes materiais são biocompatíveis, mas, por definição, não são inertes, uma vez que podem ser esperadas algumas reacções tecidulares durante a degradação. Existe também variabilidade e falta de controlo sobre a taxa de reabsorção da membrana, que é influenciada por factores como o pH local e a composição do material. Ao longo dos anos, têm sido feitos esforços para ultrapassar as limitações das membranas de barreira actuais. As propriedades biomecânicas e a estabilidade da matriz de colagénio podem ser melhoradas através de ligações cruzadas físicas/químicas, por radiação ultravioleta (UV), genipina

(Gp), glutaraldeído, cloridrato de 1-etil-3-(3-dimetilaminopropil) carbodiimida (EDC).

Membranas de terceira geração

À medida que o conceito de engenharia de tecidos se foi desenvolvendo, foram surgindo membranas de terceira geração, que actuam não só como barreiras, mas também como dispositivos de libertação de agentes específicos, tais como antibióticos, factores de crescimento, factores de adesão, etc., no local da ferida, de acordo com o tempo ou a necessidade, de modo a orquestrar e direcionar melhor a cicatrização natural da ferida. Resumidamente, podem ser considerados nas seguintes sub-divisões:

i) Membranas de barreira com atividade antimicrobiana - A contaminação bacteriana da ferida em regeneração representa o fator mais significativo que conduz a um resultado comprometido. As espécies bacterianas, a contagem de bactérias e a área de contaminação bacteriana presente na membrana GTR são alguns dos factores que podem afetar o resultado da GTR. As bactérias encontradas nas membranas dos GTR incluem várias bactérias Gram-positivas, bem como agentes patogénicos periodontais. A contagem bacteriana da membrana está positivamente associada à recessão gengival e está negativamente associada ao ganho de fixação clínica. Normalmente, é prescrito um antibiótico sistémico após uma operação de ROG para reduzir a contaminação bacteriana e prevenir a infeção da ferida. No entanto, os resultados não são previsíveis.

Foi demonstrado que a incorporação de amoxicilina ou tetraciclina em várias membranas GTR pode aumentar a fixação de células do ligamento periodontal na presença dos agentes patogénicos orais streptococcus mutans e aggregatibacter actinomycetemcomitans. As tetraciclinas têm sido defendidas como adjuvantes úteis no tratamento periodontal. A incorporação de 25% de doxiciclina numa membrana GTR, composta por ácido poliglicólico e ácido poliláctico, parece ter um efeito benéfico na regeneração óssea periodontal em cães. Quando aplicadas clinicamente, as membranas de politetrafluoroetileno expandido (ePTFE) carregadas com tetraciclina reduziram a contaminação bacteriana e aumentaram o ganho de adesão clínica. Esta eficácia comprovada pode estar relacionada não só com as suas acções antimicrobianas, mas também com as suas propriedades não antibacterianas recentemente reconhecidas, que incluem as propriedades anti-colagenolíticas, anti-inflamatórias, inibidoras dos osteoclastos e estimuladoras dos fibroblastos. As tetracilinas prolongam assim o tempo de degradação das membranas de colagénio, podendo esta propriedade ser utilizada em determinadas situações clínicas em que é desejável manter a membrana durante um período de tempo prolongado.

ii) Membranas de barreira com incorporação de fosfato de cálcio bioativo - Muitos grupos de investigação estudaram o efeito de partículas de hidroxiapatite (HA) nanométricas em matrizes electrospun para regeneração de tecido ósseo in vitro. Estudos sobre a membrana preparada por Liao et al. demonstraram que a adição de hidroxiapatite nano-carbonatada (nCHAC) melhorou a biocompatibilidade e a osteocondutividade da membrana. Esta membrana de três camadas tinha um lado poroso (para permitir o crescimento celular) que continha hidroxiapatite nano-carbonatada/colagénio/PLGA, um lado não poroso de PLGA puro (para desencorajar a adesão celular) e uma camada de transição constituída por nCHAC/PLGA. Os autores demonstraram que a incorporação de nano-apatite desempenhou um papel significativo em termos de melhoria da bioatividade da membrana e de facilitação da diferenciação celular precoce.

iii) Membranas de barreira com libertação de factores de crescimento - Os factores de crescimento ou morfogénios modulam a atividade celular e fornecem estímulos às células para se diferenciarem e produzirem matriz para o tecido em desenvolvimento. Os factores de crescimento têm um papel essencial no processo de cicatrização e na formação de tecidos. Influenciam a reparação e a doença dos tecidos, incluindo a angiogénese, a quimiotaxia e a proliferação celular, e controlam a síntese e a degradação das proteínas da matriz extracelular. O seu modo de ação consiste em ligarem-se ao domínio extracelular de um recetor-alvo do fator de crescimento que, por sua vez, ativa as vias intracelulares de transdução de sinal. Várias moléculas bioactivas demonstraram fortes efeitos na promoção da reparação de feridas periodontais em estudos pré-clínicos e clínicos. Estas moléculas bioactivas incluem o PDGF, o IGFI, o fator básico de crescimento dos fibroblastos (FGF-2), o TGF-1, as BMP-2, -4, -7 e -12 e o derivado da matriz do esmalte (EMD), que demonstraram resultados positivos na estimulação da regeneração periodontal.

Verificou-se que a membrana de PLLA carregada com PDGF-BB pode aumentar potencialmente a eficácia regenerativa dos tecidos guiados em defeitos da calvária de ratos. Noutro estudo, o PDGF-BB revestido com polisulfona porosa estimulou a proliferação de fibroblastos do ligamento periodontal humano aderentes à polisulfona porosa. A libertação controlada do fator de crescimento de fibroblastos básicos (b-FGF) de uma membrana em sanduíche constituída por uma estrutura de esponja de colagénio e microesferas de gelatina induziu a regeneração bem sucedida dos tecidos periodontais num curto período de tempo em cães beagle. Após a preparação de um sistema constituído por uma membrana assimétrica de ácido poli(L-lactido) (PLLA) combinada com uma película de alginato, verificou-se que os factores de crescimento, como o TGF-beta, podem ser incorporados em membranas de alginato que funcionam como veículo de administração de fármacos. Verificou-se que este sistema manteve a atividade biológica quando testado num sistema modelo in vitro. Verificou-se que um sistema híbrido de malha de alginato/nanofibras com um sistema de administração de proteína morfogenética óssea recombinante-2 (rhBMP-2) era eficaz na reparação de um defeito segmentar de tamanho crítico num modelo de rato.

Apesar de uma longa história de avaliação pré-clínica com resultados promissores, a utilização rotineira de factores de crescimento como agentes terapêuticos para a regeneração periodontal ainda não é uma realidade. Os factores limitantes dos esforços actuais estão relacionados com o modo de administração dos factores de crescimento e com os requisitos de múltiplos sinais para conduzir o processo de regeneração. É altamente improvável que um único agente exógeno possa mediar, de forma eficaz, todos os aspectos necessários para a reparação dos tecidos. Assim, é necessária a administração de uma vasta gama de mediadores biológicos para se conseguir uma regeneração completa dos tecidos. Além disso, a forma como estes factores de crescimento são disponibilizados é de extrema importância. Idealmente, devem ser administrados localmente, seguindo uma cinética específica e distinta, para imitar, tanto quanto possível, as necessidades do tecido lesado durante as diferentes fases de regeneração in situ.

Outros desenvolvimentos

Electrospinning (e-spinning) para membranas

A técnica de e-spinning demonstrou um grande potencial para o processamento de membranas para regeneração periodontal. Recentemente, vários grupos de investigação exploraram a sua utilização para gerar estruturas fibrosas para a regeneração de tecidos. A fiação eletrostática produz polímeros naturais ou sintéticos biocompatíveis e degradáveis que normalmente se assemelham à disposição da matriz extracelular (MEC) nativa. Li et al. cultivaram diferentes células, tais como fibroblastos, células de cartilagem e células estaminais mesenquimatosas em suportes nanofibrosos de PLGA e PCL e demonstraram a capacidade da estrutura de nanofibras para suportar a fixação e a proliferação de células.

Membranas multicamadas funcionalmente graduadas

Foi proposta a utilização de membranas de barreira multicamadas para utilizar uma estrutura graduada com gradientes de composição e estruturais que satisfaçam os requisitos funcionais locais, aumentando o crescimento ósseo e impedindo o crescimento do tecido gengival. Com este objetivo em mente, foi anteriormente relatado o fabrico de uma membrana de três camadas funcionalmente graduada a partir de PLGA, colagénio e nanohidroxiapatite através de um método de moldagem camada a camada. A membrana foi concebida com uma face constituída por uma membrana porosa de hidroxiapatite/colagénio/ácido poli (lático-co-glicólico) nano-carbonatada a 8%, que permite a adesão das células, e a face oposta com uma película não porosa de PLGA lisa. Foi concebida e fabricada uma nova membrana funcionalmente graduada (FGM) através de fiação em multicamadas. A FGM é constituída por uma camada central (CL) e duas camadas superficiais funcionais (SL) que fazem a interface entre os tecidos ósseo (nano-hidroxiapatite, n-HAp) e epitelial (metronidazol, MET). A CL é constituída por uma camada de poli(d,l-lactida-co-caprolactona) (PLCL) pura rodeada por duas camadas compósitas compostas por uma mistura ternária de gelatina/polímero (PLCL:PLA:GEL)

Membrana de fibrina rica em plaquetas - Uma membrana autóloga

O PRF foi desenvolvido pela primeira vez em França por Choukroun et al. para utilização específica em cirurgia oral e maxilofacial. O protocolo do PRF é muito simples: Uma amostra de sangue é colhida sem anticoagulante em tubos de 10 ml que são imediatamente centrifugados a 3000 rpm durante 10 minutos. Obtém-se então um coágulo de fibrina no meio do tubo, entre os glóbulos vermelhos na parte inferior e o plasma acelular na parte superior. As plaquetas ficam teoricamente presas de forma maciça nas malhas de fibrina. Ao expulsar os fluidos presos na matriz de fibrina, os profissionais obtêm membranas de fibrina autólogas muito resistentes. A fundamentação científica subjacente à utilização destas preparações reside no facto de os grânulos α das plaquetas serem um reservatório de muitos factores de crescimento (GFs) que se sabe desempenharem um papel crucial no mecanismo de reparação de tecidos duros e moles. Gassling et al. obtiveram resultados superiores quando a membrana PRF foi utilizada como suporte para a proliferação de células periosteais humanas em comparação com o colagénio. Quando comparada com as membranas disponíveis no mercado, a membrana de PRF oferece uma alternativa agradável pela sua relação custo-eficácia e relativa segurança devido à sua natureza autóloga.

O procedimento GTR tem sido, e ainda é, amplamente utilizado na prática periodontal e estabelecido como uma técnica básica na medicina regenerativa periodontal. Embora as indicações da membrana GTR na regeneração periodontal estejam limitadas a defeitos de três paredes e de furca de classe II, os esforços de investigação estão a alargar os limites para incluir defeitos periodontais mais avançados com um resultado previsível. Parece provável que uma combinação de várias técnicas (como a GTR em associação com enxertos ósseos) possa oferecer mais hipóteses de um resultado benéfico, embora ainda faltem provas substanciais. As membranas de barreira de terceira geração com ação antimicrobiana adicional e incorporação de fosfato de cálcio ou como fonte de factores de crescimento oferecem possibilidades interessantes para a utilidade global da membrana. É evidente que ainda não foi desenvolvida a membrana "ideal" para utilização na terapia regenerativa periodontal. Com base numa abordagem de biomateriais graduados, é colocada a hipótese de que um material nanofibroso biologicamente ativo e espacialmente concebido e funcionalmente graduado, que imite de perto a MEC nativa, possa ter sucesso como a próxima geração de membranas GTR/GBR para a regeneração dos tecidos periodontais.

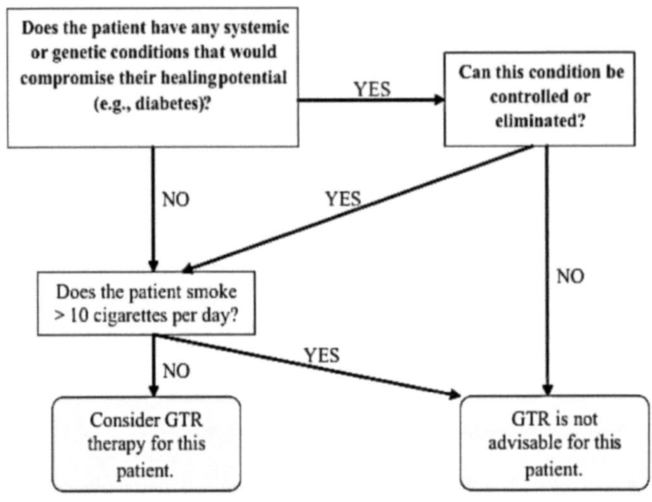

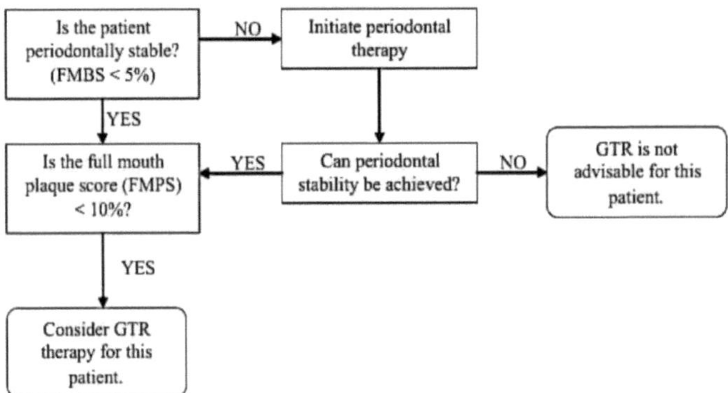

Figura 2. Árvore de decisão para determinar se um doente é candidato a RNG com base nas suas condições sistémicas, nos factores etiológicos e na sua capacidade de controlo

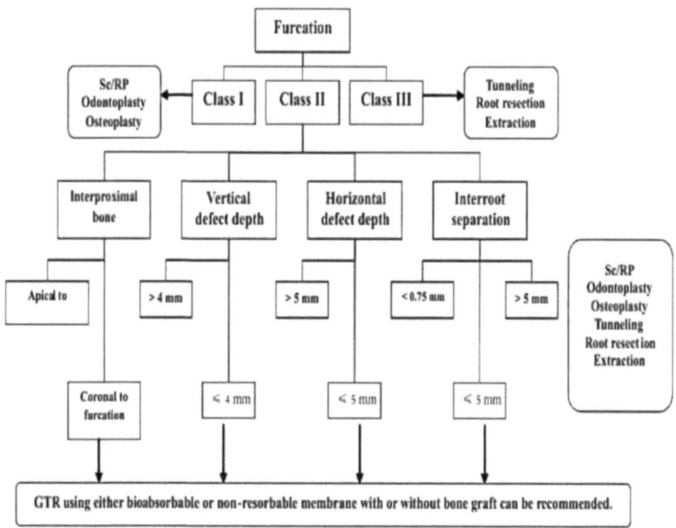

Figura 3. Árvore de decisão para o tratamento de defeitos de furca com GTR

A regeneração tecidular guiada (RTG), utilizando membranas de barreira com ou sem materiais de enxerto de substituição óssea, baseia-se no conceito de exclusão epitelial para promover a cicatrização dos tecidos periodontais de forma a preservar a estrutura e a função originais (Melcher, 1976). Isto é preferível à reparação de tecidos, que apenas substitui o tecido perdido por tecido menos especializado e não restaura completamente a função do tecido. Em situações periodontais, a formação de um epitélio juncional longo é a forma mais comum de reparação de tecidos e um resultado típico da cirurgia periodontal tradicional (Caton e Zander, 1979). Embora a regeneração dos tecidos seja um resultado ideal da cirurgia periodontal, as tentativas de RTG mostram uma grande variedade de previsibilidade na literatura. Muitos estudos que compararam a RTG com a cirurgia tradicional de desbridamento com retalho aberto (DFA) mostraram que a RTG geralmente resultava num ganho muito maior do nível de inserção clínica (NIC) do que a DFA. Numa série de estudos clássicos, Cortellini e colegas compararam a RFA utilizando membranas de politetrafluoroetileno expandido (ePTFE) com a cirurgia OFD e relataram um ganho notável de 5,2 mm no NIC no grupo da RFA, em comparação com 2,3 mm no grupo de controlo (Cortellini et al., 1996b). Há muitas razões possíveis para a heterogeneidade das taxas de sucesso da RNG relatadas na literatura. O facto de a RNG ser uma habilidade cirúrgica altamente sensível à técnica influencia certamente o resultado (Tonetti et al., 1998). Outro fator importante que influencia os resultados da RNG é a seleção do doente. Muitos aspectos de um doente, incluindo as condições sistémicas, a etiologia do defeito, os factores locais, a morfologia do defeito, a técnica cirúrgica e os factores pós-cirúrgicos podem contribuir para o sucesso ou insucesso da RFA. Consequentemente, o conhecimento dos factores que afectam os resultados da RTG é fundamental para decidir se esta terapia deve ou não ser seguida.

Gore-tex® é a primeira membrana de barreira GTR feita de politetrafluoroetileno (PTFE) de alto desempenho[15] .

A membrana de PTFE reforçada com titânio aumentou ainda mais a resistência à compressão, o que resultou em melhores resultados do que a membrana de PTFE. A membrana de PTFE reforçada com titânio ultrafina (0,01 mm) ocupou um espaço mínimo, proporcionando assim mais espaço para a formação de novos tecidos. A superfície mais lisa do PTFE reforçado com titânio também reduziu a reação imunológica in vivo. No entanto, é necessária uma segunda cirurgia para a remoção das membranas de barreira não absorvíveis, o que aumenta o risco de infeção, atrasa a cicatrização da ferida e prejudica os resultados regenerativos [16,17].

As membranas absorvíveis degradam-se gradualmente in vivo e evitam o inconveniente de uma cirurgia secundária após a implantação. Tanto os biomateriais naturais como os sintéticos são testados como membranas absorvíveis de GTR.

Em geral, os biomateriais naturais têm uma excelente biocompatibilidade com sítios de ligação celular, mas têm uma baixa resistência mecânica [38]. Por outro lado, os biomateriais sintéticos têm taxas de degradação e propriedades mecânicas ajustáveis, mas carecem de reconhecimento biológico (motivo de ligação celular). A propriedade de degradação das membranas afecta a capacidade de manutenção do espaço e de formação de novos tecidos.

Regra geral, a taxa de degradação deve ser moderada: a degradação rápida conduz a uma perda mecânica prematura, enquanto a degradação lenta impede o crescimento de novos tecidos.

Geralmente, em comparação com as membranas não absorvíveis, as membranas absorvíveis têm a limitação de uma baixa resistência mecânica. Os recentes desenvolvimentos das membranas de barreira GTR centram-se na otimização das propriedades mecânicas e de degradação e na incorporação de novas funções nas membranas GTR. Por exemplo, as membranas GTR foram preparadas a partir de compósitos que combinavam as vantagens de diferentes biomateriais. A combinação de polímeros naturais e sintéticos integrou o reconhecimento bioativo dos materiais naturais e melhorou as propriedades mecânicas dos materiais sintéticos [18,19].

3.3) Biomateriais de engenharia de tecidos

Os materiais poliméricos com resistências mecânicas relativamente baixas (por exemplo, colagénio, gelatina e quitosano) são os materiais candidatos para a **regeneração da PDL**, enquanto os materiais inorgânicos com resistências mecânicas relativamente elevadas, como a hidroxiapatite (HA), o fosfato tricálcico (TCP), o fosfato de cálcio bifásico (BCP) e o vidro bioativo (BG) são utilizados para a **regeneração do cemento e do osso alveolar.**

Para regenerar o complexo cemento-PDL-osso alveolar, têm de ser utilizados biomateriais compostos que contenham polímeros e componentes inorgânicos. Assim, a maioria dos materiais utilizados na regeneração periodontal são tradicionalmente utilizados noutras investigações regenerativas, tais como materiais inorgânicos (HA, fosfato tricálcico, BG ect) e polímeros (gelatina, colagénio, PCL, PLGA ect). Estes biomateriais tradicionais são modificados ou combinados em materiais compósitos para criar um microambiente adequado e sistemas de suporte para induzir a regeneração periodontal em investigações anteriores. No entanto, embora estes biomateriais possam assemelhar-se às composições em certos aspectos, não conseguem imitar as estruturas finas dos tecidos periodontais naturais. Por conseguinte, os materiais novos e bio-inspirados que são concebidos para imitar de perto a arquitetura dos tecidos periodontais a nível micro e nanométrico são um pré-requisito para conseguir uma regeneração funcional dos tecidos periodontais.

Biomaterial	Target tissue	Characteristics
Inorganic biomaterials Hydroxyapatite (HA)	Alveolar bone; cementum	• Similar chemical composition and structure to the inorganic phase of bone • Osteoconductive • Direct bonding effect to natural bone • Slow degradation
Tricalcium phosphate (TCP)	Alveolar bone; cementum	• Similar chemical composition to the inorganic phase of bone • Bioabsorbable • Osteoconductive • TCP α and TCP β
Biphasic calcium phosphate (BCP)	Alveolar bone	• Mixture of HA and TCP in various ratios to adjust degradation rate and biological activity • Similar chemical composition and structure to the inorganic phase of bone
Bioactive glass (BG)	Alveolar bone; cementum	• Compositions of bioactive glasses vary • Ions dissolved from BG promote angiogenesis, osteogenesis and antibacterial activity • Degradation rate vary over a wide rage
Natural polymers Collagen	PDL	• Most abundant protein in the ECM of alveolar bone, PDL and cementum

		• Biocompatible
		• Low mechanical strength
		• Safety problems: pathogen transmission, immune reaction
Gelatin	PDL; alveolar bone; cementum	• Hydrolysis product of collagen
		• No pathogen transmission and immune reaction
		• Easily modified for chemical and light crosslinking
Chitosan	Alveolar bone; PDL; cementum	• Derived from chitin
		• Biocompatible
		• Antibacterial property
Synthetic polymers Poly (lactic-co-glycolicacid) (PLGA)	Alveolar bone; PDL	• Biocompatible
		• Tunable degradation rate
		• No cell recognition motif
Polycaprolactone (PCL)	Alveolar bone; PDL	• Biocompatible
		• Slow degradation rate
		• No cell recognition motif
Composite biomaterials PLGA + CaP	Alveolar bone	• Fabricated into two layers (smooth outer layer and rough microporous inner layer)
		• Designed to support GTR membrane and promote alveolar bone regeneration in dogs
Collagen + HA	Alveolar bone	• Fabricated by freeze-drying of both collagen and HA or precipitating HA to collagen

		• BMSCs seeded into the scaffold to promote alveolar bone formation in a dog' periodontal defect
Chitosan+β-TCP	Alveolar bone	• Fabricated by freeze-frying • HPDLC seeded into the scaffold to recruit host cells and promote osteoblast differentiation
PLGA + Magnesium	Alveolar bone	• Mg in the PLGA increased mechanical strength of composite materials, buffered the acidic byproduct • of PLGA degradation, and enhanced osteogenic capacity and bone formation in vivo
Gelatin methacrylate + HA	Alveolar bone	• Methacrylate was introduced for photo-crosslinkable • The composite induced hPDLSCs to differentiate into osteoblast and promoted new bone formation in mice
Gelatin+β-TCP	Alveolar bone	• Gelatin and β-TCP were mixed in homogenizer and freeze dried • New bone tissue and some fibers parallel to bone surfaces were formed in a dog periodontal defect

PCL+ β-TCP + CaP coating	PDL; Alveolar bone	• PCL electrospun scaffold was fabricated as the PDL layer. A thin layer of CaP was coated on the surface of PCL-β-TCP scaffold to improve the osteogenic capacity • CaP coating induced more bone formation
PGA PCL	PDL; Alveolar bone	• Microchannels in the PDL layer were designed to guide fibers formation • Porous structure was fabricated to allow cell proliferation • No organized fiber insertion in PDL and bone interface
PCL + HA	Alveolar bone; PDL; cementum	• Three layers of scaffold design was used to mimic the architecture of periodontium • No organized fiber insertion in PDL and bone interface
Chitin + PLGA + BCG	Alveolar bone; cementum; PDL	• PLGA was added to increase degradation time and improve mechanical stability. • BCG enhanced osteogenic capacity in bone and cementum layers.

4) Biomateriais inorgânicos

ALLOPLASTS

Os materiais aloplásticos de nova geração são substitutos ósseos sintéticos biocompatíveis, derivados de materiais inorgânicos. Possuem algumas das qualidades mecânicas desejadas do osso, bem como propriedades osteocondutoras, mas dependem em grande medida do periósteo/osso viável vizinho para obterem sucesso clínico. Funcionam principalmente como preenchimentos de defeitos. Os materiais aloplásticos com relevância em aplicações periodontais podem ser classificados como cerâmicas/vidro e polímeros, sendo que os primeiros incluem biocerâmicas, cimentos de fosfato de cálcio, vidros bioactivos e materiais multifásicos.

Biocerâmica

Os aloplastos biocerâmicos têm sido os materiais mais utilizados nas abordagens regenerativas periodontais. São constituídos principalmente por materiais de fosfato de cálcio, com uma relação cálcio/fósforo semelhante à do osso humano. As duas formas mais utilizadas são o fosfato tricálcico e a hidroxiapatite. Estes materiais podem ser produzidos nas fases amorfa ou cristalina, mantendo as mesmas relações de cálcio e fósforo.

Hidroxiapatite (HA)

A hidroxiapatite (HA) é um dos biomateriais de enxerto de CaP mais utilizados nos domínios da investigação e da clínica. A HA tem uma composição e estrutura semelhantes às do mineral ósseo alveolar natural. É conhecida por se ligar quimicamente diretamente ao osso quando implantada. Esta matriz óssea inicial na superfície do implante era composta por depósitos globulares ou por uma rede organizada de fibras de colagénio, o que pode ter melhorado a ligação da matriz óssea à hidroxiapatite. A formação de osso novo foi observada principalmente na superfície da HA sem interposição de tecido fibroso após a implantação subcutânea de células estaminais do estroma da medula óssea. As células osteoblásticas foram encontradas na superfície da HA, que iniciou a formação de osteoide parcialmente mineralizado. Este osteoide amadureceu e transformou-se em osso totalmente mineralizado, resultando numa ligação óssea firme à superfície de HA. Com a implantação de 6 meses no defeito periodontal, apareceram pequenos cristais de apatite no centro dos agregados entre os cristais relativamente grandes de hidroxiapatite sintética. Eram semelhantes aos encontrados no osso alveolar adjacente e apresentavam padrões de difração semelhantes. Os parâmetros clínicos e radiológicos, tais como a profundidade de sondagem (PD), o nível de inserção clínica (CAL), a profundidade do defeito intraósseo e a percentagem de preenchimento do defeito são normalmente utilizados para avaliar a regeneração periodontal. Uma investigação de 9 meses mostrou que os efeitos regenerativos superiores observados com HA em comparação com um grupo OFD.

De acordo com Ripamonti [20], a regeneração óssea correcta baseia-se principalmente em 4 factores:

- capacidades osteo-indutivas

- suporte capaz de apoiar a regeneração óssea

- células estaminais mesenquimais capazes de serem simuladas por estes sinais e capazes de se diferenciarem para o fenótipo osteoblástico

- momento adequado de crescimento e ambiente apropriado. Os materiais de enxerto são geralmente classificados, com base na potencial atividade osteogénica, em: materiais osteogénicos, osteoindutores e osteocondutores [21].

Os mecanismos de regeneração óssea dependem de factores mecânicos e físicos, como a humidade, o conteúdo mineral, a densidade, a porosidade, a orientação das fibras de colagénio e a ligação interfacial entre os constituintes.

No domínio da regeneração dos tecidos periodontais, a utilização de materiais sintéticos, principalmente hidroxiapatitas, está a crescer diariamente devido às suas propriedades mecânicas muito semelhantes às características do osso humano. Assim, estes "materiais ósseos mimetizadores" foram estudados quanto à sua capacidade de ativar os mecanismos de regeneração tecidular guiada (RTG). Já foi provado que apresenta uma boa biocompatibilidade com muitas células e tecidos humanos, provavelmente graças à sua semelhança com o colagénio. Embora seja um tipo de material amplamente utilizado na clínica, as reacções celulares inconsistentes, dependendo das propriedades da superfície, limitam a sua aplicação na clínica. Foi provado que algumas HA com modificações melhoram a adsorção de proteínas.

Foi preparada uma nano-partícula de hidroxiapatite personalizada utilizando o processo sol-gel. Ca (NO3)2- 4H2O e (OC2H5)3P foram utilizados como precursores do sol de HA. A hidroxiapatite nano-estruturada apresenta propriedades químicas e morfológicas semelhantes às do osso natural. A porosidade da PA demonstrou atingir 90% de todo o volume, com macroporos variando entre 200 e 500 µm, e poros de interconexão variando entre 80 e 200 µm. Além disso, a sua relação Ca/P (Cálcio/Fosfato) é quase igual à relação Ca/P do osso natural. Estas características permitem que o material apresente uma configuração geométrica semelhante à do osso natural e que este material possa adsorver as proteínas bioactivas e os factores de crescimento concentrados no coágulo. Permite a libertação progressiva destes factores, capazes de induzir a migração, a adesão e a proliferação de células no interior da rede de poros e de promover uma angiogénese mais rápida e uma osteogénese mais eficaz no interior destes poros. De facto, de acordo com vários estudos, as hidroxiapatitas de nova geração demonstraram elevadas propriedades osteocondutoras quando utilizadas em procedimentos de elevação do seio maxilar e na ampliação do rebordo vertical da mandíbula posterior atrófica. Para além disso, foi confirmado que o período de osteointegração varia entre 9 e 18 meses. Por outro lado, a matriz óssea bovina mostrou, nas mesmas condições, um tempo de reabsorção mais longo, mesmo com resultados histomorfométricos controversos. Foram preparados scaffolds porosos em bloco de n-HA utilizando pós pré-fabricados de n-HA e uma esponja polimérica. Com a aplicação num defeito intraósseo de uma parede, o material foi bem mantido no local do defeito e foi observada uma inflamação mínima nos defeitos periodontais. Formou-se uma nova ligação entre o bloco de HA remanescente e a superfície radicular desnudada. Na base do defeito, a nova fixação incluía um cemento espesso, celular, de fibras mistas, estratificado e muitas fibras inseridas no cemento recém-formado. No entanto, a regeneração óssea foi limitada [21-24]. Com o objetivo de desenvolver um revestimento de HA para promover uma rápida fixação ao osso, o HA foi imobilizado no poli (etileno-co-álcool vinílico) (EVA) através de um método de imersão alternativo seguido da introdução de grupos carboxilo através da exposição ao ozono. O HA-EVA pode estimular as células PDL a diferenciarem-se em células osteoblásticas, o que torna possível preparar um enxerto híbrido altamente organizado com PDL e cemento na superfície do implante dentário artificial. Recentemente, os avanços nas apresentações de hidroxiapatite levaram ao desenvolvimento de hidroxiapatites substituídas, com, *por exemplo,* magnésio, silício e flúor, que parecem apresentar um melhor comportamento biomecânico e biológico em aplicações ortopédicas. No entanto, poucas evidências da aplicação destes materiais na regeneração periodontal foram validadas.

Fosfato de tricalcim (TCP) [25-2 8]

A utilização do TCP como substituto ósseo tem vindo a aumentar nos últimos anos. As fases α e β do TCP têm uma excelente capacidade de reabsorção. Embora estes dois substitutos sejam quimicamente idênticos, têm um comportamento diferente num ambiente fisiológico. O β-fosfato tricálcico (β-TCP) demonstrou ter uma boa biocompatibilidade e osteocondutividade tanto em estudos clínicos como em animais. O TCP tem sido utilizado em estudos clínicos humanos para reparar defeitos periodontais marginais e periapicais, bem como defeitos de apexificação e defeitos ósseos alveolares diversos. Numa avaliação clínica 6 meses após a terapia, foi observada a redução da DP e a redução da CAL. Os locais tratados com OFD + β-TCP mostraram um preenchimento significativo dos defeitos em comparação com os tratados apenas com OFD. No entanto, o potencial regenerativo do β-TCP foi semelhante ao do osso autógeno, do osso desmineralizado liofilizado, do alograto bovino anorgânico e da esponja de colagénio. Por outro lado, a regeneração periodontal foi avaliada clínica e histologicamente com o implante de β-tricálcio fosfato granular (β-TCP) e OFD. Os dados indicam que o tratamento de defeitos periodontais intra-ósseos com TCP tem melhorias clínicas substanciais até certo ponto, como a redução da DP e o ganho de CAL, mas não parece regenerar o cemento, o ligamento periodontal ou o osso. Nos últimos anos, foi demonstrado que o β-TCP altamente purificado tem atividade osteocondutora e natureza biodegradável no osso humano. O Cerasorb1 M (Curasan) é um novo βTCP sintético de fase pura. A micro, meso e macro-porosidade especial dos grânulos expande enormemente a área de superfície do material, tornando-o melhor para a humidificação por fluidos de plasma e tecidos e para a adesão de proteínas especiais para regeneração. A reabsorção do TCP é controversa. Foram levantadas duas hipóteses: um processo dependente dos fluidos intersticiais e outro baseado em processos celulares. O primeiro modo de mecanismo de reabsorção é a dissolução por fluidos biológicos devido à ausência de osteoclastos ao redor dos materiais. Outra hipótese é a biorreabsorção mediada por células.

Em muitos estudos, foi observado um número considerável de células gigantes semelhantes a osteoclastos nas áreas com defeitos, o que sugere o papel das células na reabsorção do material. A estrutura cristalina do fosfato alfa tricálcico é monoclínica e consiste em colunas de catiões, enquanto o βTCP tem uma estrutura romboédrica. Clinicamente, o fosfato beta-tricálcico é o mais utilizado, sofrendo uma reabsorção relativamente rápida no prazo de 6 a 18 meses, após implantação ortotópica no osso.

O fosfato tricálcico pode ser encontrado em quatro polimorfos químicos: α, super-α, γ e β. O fosfato betatricálcico (β-TCP) foi introduzido em 1973 por Driskell como um material para tratar defeitos ósseos causados por traumatismos. O β-TCP é um material biocerâmico utilizado no domínio médico e dentário. Estudos em animais provaram a sua utilidade em vários procedimentos dentários, como o capeamento pulpar e a apexificação em endodontia, a reparação de fendas palatinas e defeitos do rebordo orbital em cirurgia maxilofacial e a reparação de lesões ósseas em periodontia. O β-TCP é um material de enxerto ósseo aloplástico biocompatível, reabsorvível e com propriedades osteocondutoras. Por conseguinte, é considerado como uma boa alternativa aos auto-enxertos ou aloenxertos para determinados procedimentos de enxerto. Foi demonstrado que sofre reabsorção completa e é substituído por osso num período de 0,51,5 anos quando aplicado a vários defeitos ósseos, tais como defeitos intra-ósseos em redor de dentes naturais, rebordos alveolares defeituosos edêntulos e seios maxilares.

A quantidade de osso maduro que este material pode fornecer numa área enxertada é crucial. Quando os locais enxertados foram avaliados histologicamente, observou-se que as partículas de β-TCP estavam rodeadas por osteoide e em contacto íntimo com o mesmo. Além disso, os fragmentos de osso maduro apareceram separados do material sintético com vestígios mínimos de inflamação. Isto sugere que o β-TCP sofre uma reabsorção completa e é substituído por osso maduro. No entanto, este processo pode demorar anos a concluir-se. Foram efectuadas várias tentativas para medir a quantidade de formação de osso maduro com este material de enxerto ao longo de diferentes períodos de tempo. Um estudo histológico que avaliou o processo de reintegração de um defeito ósseo à volta de implantes na área da superfície distal do primeiro molar e da superfície mesial do segundo molar mostrou um ganho ósseo de 1,90 mm e 1,41 mm à volta do primeiro e segundo molares, respetivamente.

Kishore T et al. registaram um preenchimento ósseo médio (BF) de 3,6 mm e 4,4 mm apenas com β-TCP após 6 e 9 meses, respetivamente. Como tal, este material de enxerto tem mostrado resultados promissores em procedimentos de enxerto, em comparação com os auto-enxertos e aloenxertos padrão-ouro. Saini et al. efectuaram um estudo com desenho de boca dividida, comparando o β-TCP isolado e em combinação com plasma plaquetário, e observaram um BF linear com o β-TCP isolado. Quando o β-TCP foi combinado com a membrana, o BF foi de 3,9 mm e 4,2 mm após 6 e 9 meses, respetivamente.

Vários estudos que utilizaram o β-TCP isoladamente ou em combinação com outros materiais de enxerto em vários procedimentos cirúrgicos regenerativos diferentes mostraram resultados promissores na formação óssea e na formação de novo osso vital, de uma forma comparável à obtida com outros materiais de enxerto ósseo, como aloenxertos e xenoenxertos. Em contrapartida, alguns estudos contradizem as afirmações anteriores. Um estudo de Snyder et al. relatou um resultado inferior com β-TCP, em comparação com outros materiais de enxerto. A eficácia clínica do AH no tratamento da regeneração de defeitos ósseos periodontais não é clara. No entanto, a combinação de HA com β-TCP mostrou uma melhoria significativa na regeneração de defeitos ósseos.

Cimentos de fosfato de cálcio (CPC)

Uma nova classe de materiais aloplásticos, nomeadamente os cimentos de fosfato de cálcio (CPC), suscitou algumas esperanças na reparação periodontal no início da década de 1990. Trata-se de cimentos de base aquosa que se convertem em hidroxiapatite após a presa. A combinação de biocompatibilidade, osteocondutividade e capacidade de reabsorção torna-o um material único para o enxerto de defeitos ósseos. Foram concebidas diferentes formulações de cimentos de fosfato de cálcio, que já demonstraram a sua utilidade na reparação do esqueleto.

Os primeiros estudos que utilizaram formulações de CPC em defeitos ósseos periodontais simulados em modelos animais (em macacos por Hong et al., e em cães por Fujikawa et al.,) forneceram evidências claras da regeneração do osso e da reabsorção do material. No entanto, apesar destes resultados encorajadores, o primeiro ensaio humano de CPC para tratamento periodontal, efectuado por Brown et al. em 1998, foi bastante dececionante. Este estudo comparou uma nova formulação de CPC com DFDBA em termos de parâmetros clínicos lineares em 16 pacientes durante 12 meses. Enquanto o DFDBA mostrou bons resultados, o CPC resultou numa cicatrização pobre, inferior aos casos de desbridamento isolado. O preenchimento ósseo foi mínimo e a reabsorção da crista alveolar foi significativa. Os resultados impediram os autores de recomendar o uso da formulação CPC para o tratamento de defeitos periodontais intra-ósseos verticais. Embora as razões para o mau desempenho do CPC não sejam explicitamente analisadas, os autores relatam a esfoliação do material através do sulco gengival. Presumivelmente, o CPC que utilizaram era propenso a ser lavado com sangue/fluidos corporais, o que tem sido um problema para as primeiras formulações de CPC. Outras explorações sobre a utilização de CPC para reparação periodontal foram adiadas até ao desenvolvimento de formulações de CPC "resistentes à lavagem". Em 2002, Shirakata et al. experimentaram uma tal formulação de CPC, na reparação de defeitos periodontais criados cirurgicamente em cães beagle. A histologia mostrou a formação de novo cemento e tecido semelhante ao ligamento periodontal. Num trabalho mais recente, Setoguchi et al. realizaram um ensaio clínico em humanos no qual os defeitos periodontais intra-ósseos foram tratados com um produto CPC (Norian PDC). A avaliação durante um intervalo de 6 meses demonstrou uma melhoria significativa no resultado clínico em comparação com o desbridamento com retalho aberto. Estes resultados indicam que as novas CPC resistentes à lavagem são materiais promissores para o tratamento periodontal.

Neste contexto, está planeado um estudo para investigar a eficácia de uma formulação de CPC especialmente concebida no tratamento periodontal humano. O material utilizado no estudo é o "Chitra Calcium Phosphate Cement" (Chitra-CPC), desenvolvido no Sree Chitra Tirunal Institute for Medical Sciences and Technology (SCTIMST), Trivandrum. O produto foi submetido a testes e análises pormenorizados prescritos para um substituto de enxerto ósseo, cujos pormenores podem ser encontrados noutro local. Esta formulação autossuficiente tem boas propriedades reológicas e resistência à lavagem em ambiente húmido. A massa de cimento, ao endurecer, forma uma massa microporosa (com porosidade fechada) de hidroxiapatite. Um estudo histológico de 52 semanas de implantação no osso do fémur de um coelho mostrou que o enchimento de cimento permanece estável no local, é reabsorvido à medida que o novo osso cresce e conduz a uma cicatrização completa do defeito.

Os aloplastos, em geral, não conseguiram demonstrar a formação de novo cemento e de ligamentos funcionalmente orientados, pelo que se considerou que serviam apenas como suportes para o crescimento de novo osso. Algumas das evidências recentes fazem da classe das CPCs uma exceção a esta opinião.

Uma caraterística notável do material CPC é a osteotransdutividade (ou seja, a reabsorção do enxerto de cimento em sintonia com a formação de novo osso), que está ausente noutros materiais aloplásticos. Os materiais de cimentação, como o sulfato de cálcio, sofrem uma reabsorção passiva no fluido corporal e desaparecem antes da formação de novo osso no local do defeito. Por outro lado, os grânulos cerâmicos de hidroxiapatite são estáveis no fluido corporal, mas a sua reabsorção é demasiado lenta devido à sua estrutura policristalina sinterizada. A massa solidificada da CPC consiste em partículas de hidroxiapatite entrecruzadas de tamanho submicrónico com limites interpartículas mais fracos em comparação com a cerâmica sinterizada. É quimicamente estável no fluido corporal, mas as células osteoclásticas podem atuar sobre as partículas de hidroxiapatite e reabsorvê-las facilmente. Enquanto a reabsorção mediada por células progride, as células osteoblásticas procedem à colocação de novo osso no espaço entre o osso hospedeiro e o material. O novo osso formado acaba por ser convertido em osso lamelar. Este processo continua até que todo o material seja reabsorvido e o defeito seja completamente reparado.

O material CPC deve ser capaz de exibir a ação de enxerto de barreira devido à propriedade de cimentação e osteotransdutividade. Sendo um cimento moldável, preenche o defeito de forma adequada. O preenchimento exclui o tecido conjuntivo e o epitélio funcional do defeito de cicatrização, satisfazendo assim o critério para uma barreira GTR. Ao mesmo tempo, sendo osteotransdutivo, induz a remodelação do defeito ósseo e reabsorve ao longo do tempo.

Outras matérias de fosfato de cálcio

A taxa de degradação é um fator importante na avaliação de biomateriais ideais. A biodegradação do fosfato de cálcio depende de muitos factores, tais como a porosidade, o grau de contacto ósseo, a superfície específica, o tipo de osso, a espécie animal, etc. A fim de intensificar a biodegradação, foi desenvolvido o fosfato de cálcio bifásico (BCP) para defeitos ósseos. Trata-se de um composto de HA e β-CTP, tendo sido alterado o rácio dos dois materiais. A primeira implantação de BCP foi desenvolvida em 1986 com o rácio de peso de HAZβ-TCP 20:80. Foram criados cirurgicamente defeitos de deiscência óssea alveolar bilateralmente nas faces vestibulares dos terceiros incisivos superiores em 12 cães beagle. Os defeitos foram preenchidos com BCP (40 HA/60 β-TCP) ou curados com OFD. Foi indicado que o BCP pode melhorar a regeneração periodontal em defeitos de deiscência labial do tipo agudo. [24,25]

Vidro bioativo (BG)

A BG(45S5) é um material compósito cristalino de vitrocerâmica composto por óxidos de silício, sódio, cálcio e fósforo numa base de sílica. Na presença de fluidos corporais, a BG (45S5) demonstrou a capacidade de se ligar a tecidos duros e moles através de ligações cruzadas com sítios na camada de fosfato de cálcio (CaP) e sílica (Si) formados através de uma série de reacções de troca iónica. O material de biovidro de nova geração é composto por minerais que ocorrem naturalmente no corpo (SiO_2, Ca. Na_2O, H e P) e as proporções moleculares dos óxidos de cálcio e fósforo são semelhantes às dos ossos. O BG morsels em combinação com PRF autólogo é eficaz na obtenção de melhores resultados de tratamento em defeitos intra-ósseos periodontais com uma cicatrização sem intercorrências dos locais tratados, maior ganho de CAL e preenchimento do defeito ósseo. O tratamento de defeitos intra-ósseos com a terapia combinada de BG e PRF autólogo facilita uma maior resolução do defeito em comparação com os pedaços de BG isoladamente, comprovando assim o efeito adjuvante da utilização de PRF. [26] Um estudo in vivo mostrou que as nanopartículas de BG induziram a proliferação de cementoblastos. Os produtos iónicos das nanopartículas de BG aumentaram a viabilidade dos cementoblastos, a atividade mitocondrial e induziram a proliferação celular, indicando que poderiam ser um material potencial para utilização na regeneração do cimento através da engenharia de tecidos. O efeito do vidro bioativo injetável na restauração do defeito ósseo oral é melhor do que o da biocerâmica de hidroxiapatite. Assim, o vidro bioativo injetável tem um grande valor de aplicação.

[27]

Verificou-se que os pedaços de BG, quando utilizados em combinação com PRF, são mais eficazes no aumento da CAL, na redução da PPD e na obtenção de maior preenchimento ósseo, em comparação com o tratamento apenas com BG em defeitos intra-ósseos periodontais, o que é indicativo de uma melhor regeneração periodontal. [28]

Materiais multifásicos

Mais recentemente, tem-se verificado um interesse crescente no desenvolvimento de cerâmicas de fosfato de cálcio multifásicas como materiais de suporte para aplicações de regeneração óssea. Parecem ser mais eficazes na reparação/regeneração óssea do que os materiais de fase pura *(por exemplo, hidroxiapatite, fosfato tricálcico)* e têm uma taxa de degradação controlável, favorecendo assim os processos atempados de regeneração e remodelação óssea. A aplicação clínica de diferentes materiais multifásicos revelou a eficiência no preenchimento ósseo, o desempenho na reconstrução óssea e a eficácia no crescimento ósseo. Bonelike® é um novo material multifásico comercializado, com sucesso clínico comprovado nas aplicações regenerativas relacionadas com o osso.

Bonelike®

O Bonelike® é preparado por uma via de sinterização em fase líquida, na qual a hidroxiapatite é reforçada com um vidro do sistema P_2O_5-CaO. Durante o processo de sinterização, o vidro reage com a hidroxiapatite, formando fosfato beta-tricálcico, que é depois parcialmente transformado em fosfato alfa tricálcico, a temperaturas mais elevadas. As proporções relativas das fases de fosfato tricálcico na microestrutura final dependem de vários factores experimentais, incluindo o teor de vidro e a composição. Os compósitos obtidos revelam uma maior bioatividade e um melhor comportamento biomecânico em comparação com a hidroxiapatite, devido à redução do tamanho do grão e da porosidade durante o processo de sinterização líquida da preparação dos materiais. A bioatividade do Bonelike® é determinada por um equilíbrio ótimo entre a fase menos solúvel da hidroxiapatite e a fase mais solúvel dos fosfatos tricálcicos. Além disso, a incorporação de diferentes espécies iónicas, como o carbonato, o magnésio, o sódio e o flúor, resulta no desenvolvimento de um material com uma composição química muito semelhante à da fase mineral do osso humano. Em termos de propriedades biomecânicas, e comparando com a hidroxiapatite, o Bonelike® apresenta valores significativamente mais elevados para a resistência à flexão e tenacidade à fratura. Os enxertos Bonelike® estão atualmente a ser utilizados em várias aplicações clínicas com sucesso, nomeadamente em procedimentos ortopédicos e orais/maxilofaciais. Em aplicações ortopédicas, tem sido utilizado para a regeneração de vários defeitos ósseos causados por trauma ou envelhecimento. Na área oral/maxilofacial, o Bonelike ® tem sido utilizado para a regeneração do osso maxilar e mandibular, após a remoção de quistos, extração de dentes impactados, para elevação do seio maxilar e aumento ósseo em torno de implantes, bem como para a reconstrução da maxila e da mandíbula. Recentemente, tem sido utilizado com sucesso na regeneração de defeitos periodontais intra-ósseos numa série de casos de pacientes com periodontite agressiva.

5) Polímeros naturais

Colagénio

A membrana de colagénio bioabsorvível tem mostrado notoriedade porque o colagénio revigora a fixação das plaquetas, melhora a ligação da fibrina e é uma ação quimiotáctica para os fibroblastos. Além disso, reprime o movimento apical do epitélio e equilibra a ferida.

Além disso, o colagénio permite que as células epiteliais e o tecido conjuntivo autógeno se unam e se desloquem sobre a sua superfície. As películas bioabsorvíveis, especialmente as películas hialurónicas e de colagénio, podem promover a regeneração óssea através da sua ação sobre os osteoblastos. Stavropoulos et al. e Eickholz et al. elucidaram exaustivamente o efeito a longo prazo das membranas GTR no defeito intraósseo.

Além disso, o colagénio é reabsorvido nos tecidos utilizando os processos catabólicos e, assim, acaba por ser substituído por novo colagénio, o que significa que a membrana de colagénio pode atuar como uma barreira para o GTR e contribuir para o volume de tecido colagénico no local da cirurgia.

Healiguide™ é uma membrana de colagénio bio-reabsorvível derivada do tendão flexor profundo bovino (Aquiles). É constituída por colagénio de tipo I e é utilizada como membrana GTR em vários procedimentos periodontais, incluindo o tratamento de defeitos intra-ósseos. Esta membrana é semi-oclusiva, incorporada no tecido circundante e é completamente reabsorvida em 12 semanas. Tem também uma modificação adicional da carga e uma ligeira calcificação na membrana de colagénio, o que ajuda a conseguir uma melhor regeneração tecidular guiada do que outras membranas de colagénio. Esta propriedade torna-a única e diferente de outras membranas de colagénio nativo e é conhecida por facilitar a fibrogénese em detrimento da osteocondução. A porosidade é inferior ao tamanho penetrável da célula epitelial durante o período inicial de cicatrização. O efeito dos defeitos periodontais no aspeto distal do segundo molar inferior após a extração de um terceiro molar impactado com e sem a colocação da membrana GTR foi estudado anteriormente. Os resultados mostraram melhorias significativas na redução de PPD, ganho de CAL e ganho de ABL nos locais de teste e de controlo, sem diferenças significativas. A estabilidade do coágulo de fibina em maturação é necessária para uma cicatrização adequada da ferida. Especula-se que a utilização de uma membrana aumente a estabilização da ferida e defenda o coágulo aderente de forças de tração na parte externa da membrana. Além disso, Alpar et al. indicaram que a barreira de colagénio é excecionalmente compatível e pode integrar-se facilmente nas paredes do tecido conjuntivo, aumentando assim o potencial de regeneração periodontal em comparação com outras membranas. [29]

Estão disponíveis no mercado diferentes biomateriais à base de colagénio para substituir o tecido conjuntivo subepitelial e os enxertos gengivais livres colhidos do palato (Zuhr et al., 2014). Um desses biomateriais é uma nova matriz de colagénio estável em volume (VCMX), que demonstrou possuir excelente biocompatibilidade em estudos pré-clínicos e humanos (Thoma et al., 2010; Ferrantino et al., 2016;

Thoma et al., 2016; Zeltner et al., 2017; Caballe-Serrano et al., 2019; Thoma et al., 2020). Além disso, este biomaterial demonstrou uma integração favorável do tecido conjuntivo mole e a promoção da angiogénese (Thoma et al., 2012; Caballe-Serrano et al., 2019). Devido à sua biocompatibilidade e configuração estrutural (por exemplo, alta porosidade e interconectividade), o material estabiliza o coágulo sanguíneo, enquanto sua configuração reticulada mantém o volume (Mathes et al., 2010). [ ][30]

Gelatina

Os representantes hemostáticos apoiam a regeneração periodontal e podem atuar como alternativa de enxerto ósseo ativo. A esponja de gelatina cirúrgica absorvível (Abgel) provou ser um biomaterial bom e clinicamente seguro para a libertação controlada de factores de crescimento, por exemplo, a proteína morfogenética óssea (BMP), o fator de crescimento derivado de plaquetas (PDGF) e o fator de crescimento transformador beta (TGF-β) no coágulo sanguíneo, que podem exercer actividades biológicas e promover a regeneração de tecidos em locais cirúrgicos. A gelatina absorvível é um produto insolúvel em água, esbranquiçado, não elástico, poroso e maleável, preparado a partir de pele de suíno purificada.

A esponja de gelatina cirúrgica absorvível (Abgel) e o β-TCP foram eficazes na melhoria dos resultados regenerativos quando utilizados em defeitos intra-ósseos humanos. Os estudos provaram que um enxerto ósseo, quando utilizado com concentrados de plaquetas, produz uma melhor regeneração em defeitos intra-ósseos. O plasma rico em plaquetas (PRP) tem sido utilizado na medicina dentária regenerativa como um fator de crescimento autólogo capaz de estimular a regeneração dos tecidos.

O estudo de Ahuja et al [31] avaliou a eficácia da esponja de gelificação juntamente com a i-prf em dentes tratados endodonticamente com defeito de furca de grau II. Os resultados mostraram uma maior melhoria clínica, bem como radiográfica, desde o início até aos 6 meses.

A fixação, a proliferação e a diferenciação osteogénica das células do ligamento periodontal (PDLCs) podem ser melhoradas por um novo suporte de hidrogel de Dex-GMA/gelatina com dextrano glicidil metacrilatado contendo microesferas carregadas com BMP, e esse suporte é promissor para melhorar a regeneração dos tecidos periodontais na terapia periodontal. [32] Quando se avaliou a diferenciação osteogénica de PDLCs nesses suportes, a atividade da fosfatase alcalina (ALP), o teor de osteocalcina e a deposição de cálcio tornaram-se máximos para o suporte que continha microesferas carregadas com BMP, em comparação com os suportes sem microesferas mas adsorvidos com a mesma quantidade de solução aquosa de BMP, embora ambos os valores fossem significativamente mais elevados do que os do suporte sem BMP. Além disso, a atividade de osteoindução foi também estudada após a implantação destas estruturas nos defeitos periodontais de cães, em termos de exames histológicos, tendo sido observada uma formação significativamente maior de novo osso e regeneração dos ligamentos periodontais nas estruturas contendo microesferas.

Estudos básicos e clínicos investigaram a aplicação local de factores de crescimento como o PRP, o PDGF, o TGF-β e o EMD, que têm sido considerados críticos para uma regeneração tecidular fiável após o tratamento cirúrgico. As plaquetas constituem uma grande parte do coágulo sanguíneo e funcionam como um reservatório de factores de crescimento naturais essenciais para a cicatrização e regeneração dos tecidos. Segundo consta, a secreção de factores de crescimento das plaquetas começa como resultado da desgranulação, após o início da coagulação sanguínea. A partir daí, vários factores de crescimento, como as BMP, o PDGF e o TGF-β presentes no coágulo sanguíneo, podem exercer actividades biológicas e promover a regeneração dos tecidos nos locais de cirurgia. Além disso, tem sido referido que as plaquetas libertam proteínas antimicrobianas e desempenham um papel importante na prevenção da infeção bacteriana. Observam-se células BMP-2-positivas em coágulos sanguíneos como os utilizados para a regeneração de tecido periapical em pacientes submetidos a tratamento de regeneração tecidular guiada. A degradação lenta do hidrogel de gelatina facilita a libertação controlada de factores de crescimento do coágulo, ajudando assim a maximizar o potencial de cicatrização do tecido residual através da regeneração tecidular mediada por factores de crescimento nos defeitos periodontais circunferenciais que rodeiam os dentes afectados, enquanto se mantêm as condições assépticas. [33]

6) Polímeros sintéticos

6.1 Poli (ácido lático-co-glicólico) (PLGA)

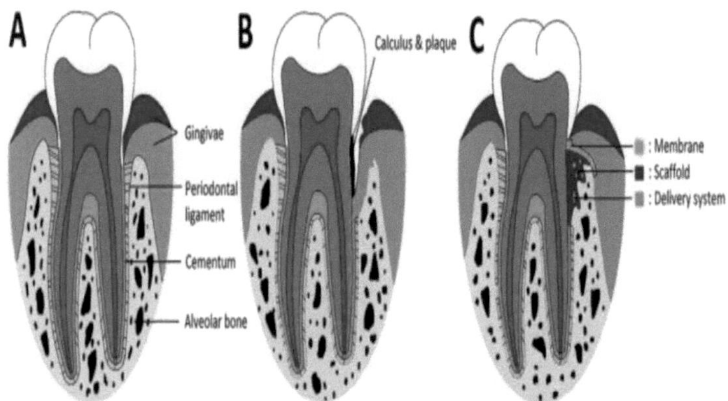

Figura 4: Uma ilustração esquemática dos tecidos periodontais normais (A); periodonto lesionado na periodontite (B); e formas de PLGA aplicadas no processo de regeneração periodontal (C). Em (C), as membranas de PLGA podem inibir o crescimento inicial do epitélio gengival e dos tecidos conjuntivos, permitindo que as células regenerativas repovoem a superfície radicular desnudada; os suportes à base de PLGA podem proporcionar um apoio mecânico inicial e nichos tridimensionais para a formação de neotecidos; os suportes de entrega à base de PLGA podem libertar os factores biológicos e os medicamentos antimicrobianos para melhorar a regeneração periodontal.

O PLGA, um copolímero sintético de ácido poli-lático (PLA) e ácido poli-glicólico (PGA), foi adotado na produção de vários dispositivos terapêuticos, incluindo enxertos de tecidos, suturas cirúrgicas, estruturas de engenharia de tecidos ósseos e sistemas de transporte de medicamentos, devido à sua excelente biocompatibilidade, biodegradabilidade controlável, taxas de degradação ajustáveis, propriedades mecânicas e processabilidade térmica. [34,3 5] O PLGA foi aprovado pela U.S. Food and Drug Administration (FDA) para tratamento humano e pode ser facilmente preparado em formulações versáteis, como membranas, suportes, hidrogéis, nanopartículas, micropartículas e esponjas. Todas estas propriedades tornam o PLGA muito atrativo para a regeneração periodontal e existem vários produtos comercializados no mercado. Além disso, estão a surgir novas investigações e estratégias para melhorar o desempenho do PLGA na regeneração periodontal. Nesta revisão, a aplicação de materiais de PLGA para a regeneração de tecidos periodontais é descrita de forma abrangente. Em primeiro lugar, são apresentadas as propriedades físico-químicas, a biocompatibilidade, especialmente a via após a implantação no corpo, e a biodegradabilidade do PLGA. Em seguida, é analisada a avaliação pré-clínica e clínica exaustiva do PLGA como membrana GTR e materiais de enxerto ósseo, bem como os sistemas de entrega. Por último, são discutidos os progressos recentes e as perspectivas futuras da aplicação de materiais de PLGA no tratamento periodontal.

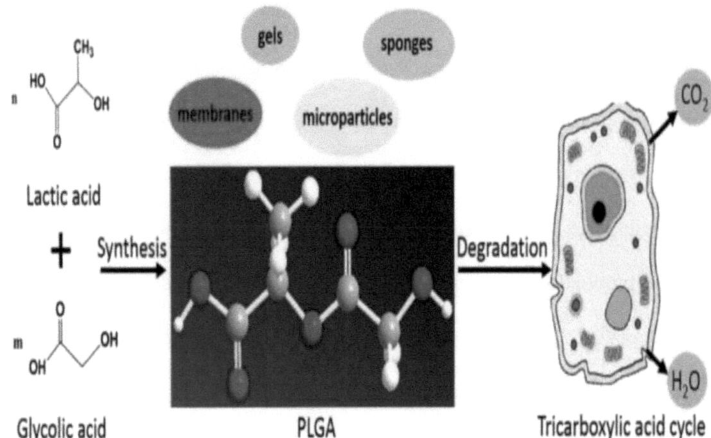

Figura 5: Síntese, estrutura química, formulação e degradação do PLGA.

6.1a) Propriedades físico-químicas

O PLGA é um copolímero alifático linear obtido em diferentes proporções entre os seus monómeros constituintes, o ácido lático (LA) e o ácido glicólico (GA). Pode ser sintetizado com qualquer proporção de ácido lático e ácido glicólico e pesos moleculares *(Mw)* com uma vasta gama de valores entre menos de 10.000 e 200.000g/mol. Além disso, o PLGA pode ser produzido em formas completamente amorfas ou altamente cristalinas. Foi referido que o polímero com menos de 70% de AL é de natureza amorfa. A forma amorfa apresenta baixa resistência mecânica e é considerada adequada para a libertação de fármacos, uma vez que proporciona uma dispersão mais uniforme de uma carga útil na matriz polimérica. A forma cristalina pode ser processada como suturas cirúrgicas e veículos de fixação óssea com uma resistência mecânica viável.

O PLGA é relativamente hidrofóbico, o que torna necessária a utilização de solventes orgânicos para a formulação. É solúvel em numerosos solventes orgânicos, incluindo tetra-hidrofurano, solventes clorados, acetona ou acetato de etilo. Por conseguinte, este polímero tem sido intensamente utilizado para a administração de medicamentos e para encapsular fármacos solúveis e insolúveis em água. O tipo de fármaco (hidrofóbico ou hidrofílico) determina as técnicas de preparação do sistema de administração de fármacos à base de PLGA e os solventes a utilizar nos procedimentos de processamento. Além disso, o PLGA está disponível com ácidos carboxílicos livres nas extremidades da cadeia da espinha dorsal polimérica ou com álcoois nas extremidades. Os grupos carboxílicos livres nas extremidades do polímero podem ser utilizados para modificações químicas que modulam consideravelmente as suas propriedades de administração de medicamentos. Por exemplo, a modificação do PLGA com o alendronato, um fármaco amino-bisfosfonato, através de ligações covalentes, proporciona uma cinética de libertação mais sustentada do fármaco, o que é benéfico para o tratamento de doenças ósseas metastáticas. Em conjunto, o PLGA apresenta uma grande escala de diversidades de propriedades físico-químicas moduladas pelas variações da razão composta, Mw, cristalinidade, hidrofobicidade, etc., o que o torna adequado para vários dispositivos biomédicos.

6.1b) Biocompatibilidade

Todos os materiais para dispositivos médicos que contactam diretamente com o corpo humano devem ser biocompatíveis. Não devem causar qualquer toxicidade sistemática/local e devem funcionar com uma resposta adequada do hospedeiro. A biocompatibilidade do PLGA foi bem investigada e documentada. Após a implantação in vivo, o polímero pode ser gradualmente absorvido e substituído por tecido conjuntivo fibroso, tecido ósseo e tecidos da medula óssea sem causar danos nos tecidos ou outros efeitos adversos. Quando colocados em câmaras de pregas cutâneas dorsais de ratos, os PLGA recrutaram o crescimento de tecido vascular e foram inteiramente atravessados e penetrados por microvasos recém-formados. O grau de neovascularização e a resposta inflamatória do polímero eram semelhantes aos dos tecidos ósseos biológicos. Um estudo clínico de cinco anos também revelou que o PLGA apresentava uma biocompatibilidade e desintegração fiáveis, em que os pacientes receberam osteossíntese com placas de PLGA para a reconstrução de fracturas maxilares e mandibulares. Tendo em conta as suas aplicações clínicas comprovadas a longo prazo, o PLGA é seguro para aplicações biomédicas. Relativamente à resposta do tecido periodontal, os ensaios in vitro mostraram que as estruturas de PLGA promoveram a proliferação de células do ligamento periodontal humano (PDLCs). Além disso, o PLGA também induziu a diferenciação osteogénica das PDLC, como evidenciado pela expressão aumentada de proteínas relacionadas com a osteogénese.

Além disso, os produtos de degradação do PLGA são o LA e o GA num ambiente aquoso, que são substâncias químicas endógenas. O LA e o GA entram no ciclo do ácido tricarboxílico e são eliminados sob a forma de dióxido de carbono e água. A GA também pode ser excretada diretamente através da urina. Assim, a toxicidade sistémica mínima está associada à utilização do polímero em aplicações de biomateriais. Em conjunto, estes resultados fornecem provas significativas de que o PLGA é altamente biocompatível e adequado para a regeneração periodontal.

6.1c. Biodegradabilidade

A degradabilidade controlada é um fator-chave para os biomateriais implantáveis. Os materiais em degradação abrirão espaço para o crescimento de novos tecidos, libertarão as moléculas bioactivas incorporadas e permitirão a integração de quaisquer células implantadas nos tecidos circundantes. O PLGA é biodegradável em condições fisiológicas, devido à presença de grupos éster hidroliticamente lábeis na sua estrutura macromolecular, que podem ser decompostos pelas células.

O tempo de degradação pode ser personalizado, variando de semanas a anos para corresponder ao prazo de formação do tecido, ajustando a proporção LA/GA, *Mw*, etc.

A forma mais simples de ajustar a taxa de degradação do PLGA consiste em modular o rácio de composição LA/GA. Normalmente, os co-polímeros com teores mais elevados de GA são mais hidrofílicos e permitem uma maior permeabilidade à água, resultando numa taxa de degradação mais rápida. Por exemplo, o PLGA50/50, com uma composição de 50% de LA e 50% de GA, apresenta uma taxa de degradação adequada (aproximadamente 1-2 meses), que foi frequentemente aplicada na terapia periodontal. Exceto a composição, o Mw também tem um efeito profundo na biodegradação do PLGA, em que geralmente os polímeros com Mw mais elevado retêm mais integridade estrutural e apresentam um tempo de degradação mais longo.

Além disso, o processo de degradação foi também influenciado pelos grupos terminais do polímero, pelo pH de degradação, pela temperatura, etc. Uma vez que a hidrólise do grupo éster na espinha dorsal do PLGA é desencadeada por moléculas de água, a hidrofobicidade dos grupos terminais do polímero determina a capacidade de absorção de água e a taxa de degradação. Os PLGA terminados com um grupo ácido (hidrofílico) apresentaram uma degradação 2-3 vezes mais rápida do que os terminados com um grupo etilo ou hexilo (hidrofóbico). O PLGA coberto com uma longa cadeia de carbono (álcool laurílico, hidrofóbico) apresentou um comportamento de degradação muito mais lento e uma libertação mais sustentada dos fármacos carregados. Para além dos grupos terminais do polímero, um meio ácido acelerou a hidrólise do PLGA em comparação com um meio básico, e o polímero sofreu uma degradação mais rápida a uma temperatura mais elevada.

6.1d) Membranas de barreira PGLA

No final da década de 1990, as membranas de PLGA foram aprovadas para utilização clínica em humanos, principalmente para a reparação de defeitos intra-ósseos e de furca de classe II. A maioria dos estudos demonstrou que se verificou um aumento significativo do nível de inserção clínica, uma menor profundidade de sondagem da bolsa e um maior preenchimento ósseo nos defeitos tratados com membranas de PLGA, em comparação com o grupo que utilizou apenas uma operação de retalho. Tonetti et al. compararam a eficácia entre a aplicação de membranas de PLGA e a operação de retalho apenas em 154 pacientes com defeitos intra-ósseos, tendo sido encontrado um ganho de nível de fixação clínica significativamente mais elevado com a utilização de membranas de PLGA. Resultados semelhantes foram também observados por Aimetti et al. em 2005 para o tratamento de defeitos infra-ósseos, em que foi alcançada uma redução média de 3,44 mm na profundidade de sondagem da bolsa no grupo do PLGA, em comparação com 2,39 mm no grupo da cirurgia com retalho. Para além das melhorias do exame clínico, tais como um nível de inserção clínica mais elevado, menor profundidade de sondagem da bolsa e menor recessão da margem gengival, também se verificou um maior preenchimento ósseo nas áreas dos defeitos através do exame radiológico no grupo do PLGA, em comparação com o grupo que apenas utilizou a cirurgia de retalho (2,13 vs. 1,05 mm). Para o tratamento de defeitos de furca de Classe II, Balusubramanya et al. avaliaram os efeitos clínicos das membranas de PLGA em 22 defeitos durante seis meses e concluíram que a utilização de barreiras de malha periodontal reabsorvível resultou na redução da profundidade da furca (1,54 mm) e no aumento do nível de inserção clínica (2,18 mm).

Além disso, podem ser obtidos melhores resultados com a utilização de membranas de PLGA carregadas com fármacos antibacterianos, que são capazes de inibir a colonização bacteriana, diminuindo o risco de infeção e contribuindo, assim, para um maior ganho de ligação clínica. Kim et al. testaram o efeito terapêutico das membranas de PLGA e da mistura de PLGA com tetraciclina (TC-PLGA) nos defeitos intra-ósseos pré-clínicos de uma parede de cães beagle. A avaliação histológica mostrou quantidades significativamente mais elevadas de regeneração do cemento e do osso alveolar no grupo das membranas de PLGA e TC-PLGA do que no grupo do retalho apenas. A nova quantidade de cemento e osso foi de 1,48 ± 0,53 mm, 2,41 ± 0,21 mm e 2,97 ± 0,31 mm; 1,46 ± 0,68 mm, 2,39 ± 0,52 mm e 2,88 ± 0,66 mm, respetivamente, no grupo de controlo de cirurgia simulada, membrana de PLGA e membrana de TC-PLGA. Embora não tenha sido observada qualquer diferença significativa relativamente à quantidade de novo tecido ósseo e cemento regenerado entre o grupo da membrana de PLGA e o grupo da membrana de TC-PLGA, as membranas de TC-PLGA mostraram um ganho adicional de ligação periodontal clínica com menos migração do epitélio juncional, o que pode dever-se às propriedades antimicrobianas da tetraciclina durante o processo de cicatrização inicial.

6.1e. PLGA para administração de medicamentos periodontais

Está provado que a administração de agentes terapêuticos, como factores de crescimento e antibióticos, favorece a regeneração periodontal. Para um sistema de administração de fármacos ideal para a terapia periodontal, este deve permitir que os agentes impregnados sejam libertados às taxas e concentrações pretendidas e que permaneçam nos locais desejados durante um período de tempo suficiente para recrutar células regenerativas e estimular os processos de cicatrização dos tecidos. O PLGA, com várias formulações, tais como hidrogéis, membranas, microesferas, nanofibras, nanopartículas e estruturas, tem sido explorado para a libertação de factores de crescimento e fármacos antimicrobianos no periodonto.

6.1f. Fornecimento de factores de crescimento

Vários factores de crescimento, tais como o fator de crescimento derivado das plaquetas (PDGF), as proteínas morfogenéticas ósseas, o fator de crescimento/diferenciação humano recombinante-5 (rhGDF-5), etc., têm sido utilizados na terapia periodontal para melhorar a formação do osso alveolar e do PDL. [36,3 7]

Uma série de investigações investigou os efeitos regenerativos dos sistemas de administração de factores de crescimento à base de PLGA. Por exemplo, os hidrogéis de PLGA carregados com rhGDF-5 foram aplicados na reparação de defeitos periodontais em cães. Os resultados mostraram que os hidrogéis carregados com rhGDF-5 induziram significativamente mais regeneração óssea e formação de cemento, e maior maturação óssea do que no grupo de cirurgia simulada. Além disso, os hidrogéis eram injectáveis, evitando a inconveniente inserção cirúrgica de implantes de grandes dimensões. [3 8] Além disso, um sistema ideal de entrega de factores de crescimento tem a capacidade de alcançar um controlo espácio-temporal que imita os padrões fisiológicos dos tecidos periodontais. Com base nas taxas de degradação versáteis e na elevada compatibilidade com os fármacos, o PLGA com diferentes estruturas foi concebido para obter uma libertação precisa de várias biomoléculas em perfis controlados e orquestrados. Foram fabricadas microesferas de PLGA com paredes duplas que encapsulam agentes individuais nos compartimentos do núcleo ou da concha para conseguir a libertação consequente de diferentes fármacos. Chang et al. fabricaram microesferas de PLGA-Poly (d,l-lactide) com sinvastatina e PDGF carregados em compartimentos separados para serem libertados sequencialmente. É interessante notar que, ao aplicar essas microesferas, as fibras recém-formadas foram bem alinhadas e inseridas obliquamente na superfície da raiz. Além disso, foram observadas osteogénese, maturação óssea e cementogénese significativas. Com base nestes resultados, pode resumir-se que os transportadores de PLGA são veículos promissores para a administração combinada e sequencial de factores de crescimento, que aceleram a regeneração periodontal.

6.1g. Administração de medicamentos antimicrobianos

A infeção é uma das principais causas de insucesso do tratamento periodontal. Estudos anteriores indicaram que os dispositivos de barreira impregnados com fármacos antibacterianos poderiam diminuir o risco de infeção e contribuir para o aumento da adesão clínica. A tetraciclina, um agente antibacteriano comummente utilizado, foi carregada com sucesso em membranas de PLGA. Os perfis de libertação mostraram uma fase inicial de explosão na primeira semana, seguida de uma libertação sustentada do fármaco ao longo de 14 dias, o que é desejável para as necessidades de uma concentração elevada de antibiótico nas fases iniciais, mas com uma dose suficiente durante todo o processo de cicatrização. A tetraciclina carregada não afectou a morfologia dos PDLCs que foram semeados nas membranas. Kim et al. testaram o perfil de libertação de membranas de PLGA carregadas com tetraciclina in vivo. Os resultados mostraram que foi observada uma libertação sustentada de tetraciclina com uma concentração elevada nos primeiros 7 dias e uma maior quantidade de fixação de tecido em comparação com as membranas de PLGA apenas.

Para além de adicionar diretamente os fármacos antibacterianos ao PLGA, foram também comunicadas outras técnicas, como o revestimento de superfícies ou a electrospinning, para fabricar membranas de PLGA com fármacos antimicrobianos. Gentile et al. desenvolveram uma membrana de PLGA revestida com nanocamadas, utilizando a técnica camada a camada, com um antibiótico solúvel em água, o metronidazol. Demonstraram a libertação sustentada de metronidazol a partir de membranas de PLGA funcionalizadas até 25 dias e as capacidades antibacterianas contra Porphyromonas gingivalis, uma bactéria periodontal fundamental que pode causar a falha do implante, sem comprometer a biocompatibilidade do PLGA. As nanofibras de PLGA/goma tragacanto fabricadas pelo método de electrospinning apresentaram uma estrutura de núcleo-casca e a tetraciclina foi carregada com sucesso no seu interior. A taxa de libertação do fármaco pode ser eficazmente controlada com a estrutura de nanofibras com núcleo-casca e a libertação do fármaco pode durar 75 dias com uma pequena quantidade de libertação explosiva. Os testes in vivo mostram que os dispositivos PLGA com libertação controlada de fármacos antimicrobianos podem aumentar significativamente a formação de novo osso em defeitos periodontais de cães.

6.1h. Modificação da superfície de membranas de PLGA para GTR

As construções tradicionais de PLGA actuam como barreiras passivas para excluir o epitélio gengival e os tecidos conjuntivos, de modo a que a regeneração dos tecidos periodontais não seja perturbada. Para melhorar ainda mais o desempenho das barreiras poliméricas, alguns investigadores demonstraram a possibilidade de funções activas para as membranas de PLGA, alterando as suas topografias de superfície para promover ou inibir seletivamente a proliferação e migração celular. A película de PLGA cuja superfície foi moldada com topografias lisas, ranhuradas ou rugosas mostrou que tais alterações podiam orientar e controlar a atividade celular. A superfície com ranhuras inibia a proliferação e a migração das células epiteliais e podia ser produzida na parte superior que entrava em contacto com o epitélio gengival. A superfície rugosa promoveu a proliferação e a migração direcional de células de osteoblastos, pelo que podia ser colocada no lado inferior, virado para os defeitos ósseos, para orientar e incentivar a migração de osteoblastos para as áreas dos defeitos. Por conseguinte, as películas de PLGA com topografias de superfície adequadas em ambos os lados têm a possibilidade de aumentar a capacidade de proliferação de tecidos e a regeneração óssea.

Para além das topografias de superfície, os materiais PLGA podem ser facilmente combinados com outros materiais para fabricar membranas com diferentes composições de superfície. Por exemplo, foi construída uma membrana de PLGA/fosfato de cálcio com duas camadas, com uma camada exterior de PLGA para impedir a migração das células epiteliais e uma camada interior de fosfato de cálcio para absorver os coágulos sanguíneos e aumentar a atividade dos osteoblastos. Em comparação com o grupo de controlo apenas com retalho, estas membranas mostraram uma formação claramente melhor de osso, cemento e PDL. As membranas de PLGA com topografias de superfície e composição adequadas podem garantir melhores resultados de regeneração de tecidos do que os dispositivos tradicionais.

6.1i. Modificação da hidrofobicidade

Devido à sua natureza hidrofóbica, o PLGA nativo tem uma afinidade celular relativamente baixa. Foram desenvolvidos vários métodos para modificar a hidrofobicidade com base nos requisitos da aplicação. A hidrofilicidade do PLGA pode ser aumentada através do aumento da proporção de PGA no copolímero ou misturada com outros grupos hidrofílicos. Além disso, foi referido que a humidificação prévia com solventes (por exemplo, etanol, NaOH) melhora a molhabilidade dos constructos à base de PLGA no meio de cultura. [39]

O tratamento com plasma representa outro método eficaz para modular a hidrofobicidade e a adesão celular do PLGA. Pode alterar a composição química da superfície do polímero. A seleção adequada da fonte de plasma permite a introdução de diversas moléculas hidrofílicas, tais como grupos hidroxilo e peroxilo, na superfície do polímero para melhorar a sua hidrofilicidade e aumentar a adesão das células. Além disso, a técnica de plasma também introduz alterações significativas na topografia. Pode levar à formação de picos e vales nas superfícies dos polímeros. Podem obter-se diferentes elementos de rugosidade ajustando o tempo de gravação a plasma. O aumento da rugosidade da superfície pode contribuir para melhorar a adesão das células ao PLGA.

6.1j. Melhorar a bioatividade

Nos últimos anos, o foco passou da utilização do polímero isolado para a aplicação de compósitos funcionalizados à base de PLGA. O PLGA não possui os sítios de reconhecimento natural na sua superfície para promover a fixação das células. Assim, a matriz extracelular (MEC), as macromoléculas semelhantes à MEC e os segmentos de péptidos funcionais que actuam como pistas biológicas para a adesão das células são introduzidos para modular a superfície do polímero. Normalmente, os PLGA são revestidos com agentes bioactivos, como a fibronectina, a vitronectina e o colagénio, para proporcionar interfaces biomiméticas entre o polímero e as células.[40,41] A ligação covalente de sequências de péptidos RGD (ácido arginina-glicina-aspártico) a biomateriais é uma técnica amplamente utilizada na tentativa de imitar a estrutura da MEC. Os resultados indicaram positivamente que a fixação e a proliferação das células foram grandemente promovidas na malha de PLGA modificada com RGD, em comparação com a malha não modificada. Além disso, as estruturas de PLGA/RGD resultaram numa melhor cicatrização óssea do defeito mandibular de um coelho. Num outro estudo, Dai et al. desenvolveram estruturas tridimensionais, com microesponjas de colagénio formadas nas aberturas da malha porosa de PLGA. Os compósitos mantiveram as propriedades mecânicas do PLGA e as propriedades biológicas dos revestimentos de colagénio. Ofereciam vantagens como uma elevada resistência mecânica e uma melhor sementeira de células, facilitando significativamente a formação de tecidos.

O PLGA tem relativamente poucos grupos bioactivos, o que limita as suas propriedades osteocondutoras e osteoindutoras, tornando-o inadequado para induzir a mineralização. Este problema pode ser resolvido misturando o polímero com cerâmicas, como a hidroxiapatite, o fosfato de cálcio e os vidros bioactivos. Wang et al. fabricaram scaffolds de PLGA cujas superfícies foram modificadas por revestimento de nano-hidroxiapatite. A imagem da microscopia eletrónica de varrimento mostrou que se encontravam nanoestruturas hierárquicas biomiméticas na superfície dos poros interiores dos andaimes modificados, em comparação com a superfície relativamente lisa dos andaimes de PLGA puro. Os scaffolds modificados revelaram um maior significado biológico, refletido numa melhor biocompatibilidade, numa maior taxa de crescimento e proliferação celular e numa capacidade regenerativa superior. Globalmente, a modificação do PLGA e a sua combinação com outros biomateriais demonstram a flexibilidade deste polímero e asseguram o seu papel como veículo nos domínios da regeneração de tecidos e da administração de medicamentos.

6.1k. Engenharia celular baseada em PLGA

Para conseguir uma regeneração periodontal previsível, é necessário utilizar e recrutar enxertos que não só funcionem como suportes de espaço, mas que também tenham propriedades regenerativas para melhorar a ponte do defeito. Isto pode ser conseguido através do carregamento de células regenerativas em materiais de enxerto. Os suportes de PLGA são elasticamente compatíveis com a PDL humana e, por conseguinte, atraíram um interesse particular tanto para a sementeira como para o transplante de células. Inanc et al. criaram estruturas semelhantes a tecidos de PDL semeando PDLCs numa malha de PLGA nanoescalonada. Os resultados indicaram que as células carregadas nas malhas mantiveram a sua viabilidade, morfologias fibroblásticas, propriedades fenotípicas e demonstraram uma expressão aumentada de marcadores osteogénicos [42]. [42] Os constructos podiam ser preparados com espessuras ajustáveis. Eram fáceis de manusear e permitiam a integração com a vasculatura do hospedeiro nos locais receptores. Os compósitos resultantes podem ser colocados em feridas periodontais para promover a formação de tecido. Akita et al. descobriram que as estruturas de PLGA carregadas com células estromais derivadas do tecido adiposo podiam contribuir para a reconstrução de defeitos de fenestração periodontal em ratos. As estruturas de polímero mantiveram espaços para o crescimento de novos tecidos.

A análise histomorfométrica mostrou uma percentagem significativamente mais elevada de crescimento ósseo e um crescimento mais espesso das camadas de PDL e cemento nos grupos de células/PLGA, em comparação com os grupos apenas de polímeros. É também interessante notar que o alinhamento das fibras de PLGA nas membranas pode afetar o comportamento de crescimento das PDLCs. Shang et al. fabricaram malhas de PLGA paralelas e cruzadas e verificaram que as malhas alinhadas permitiam uma melhor fixação, proliferação e migração direcional das células, em comparação com o observado em malhas orientadas aleatoriamente. Além disso, as construções alinhadas apresentaram uma melhor estabilidade estrutural e uma menor contração. A sua resistência mecânica era comparável à resistência do osso esponjoso natural à volta da raiz do dente e suficientemente forte para manter o espaço do defeito sob a pressão dos tecidos gengivais e das forças de mastigação.

O cimento permite a fixação do PDL às superfícies radiculares desnudadas, pelo que a cementogénese é de importância central para o sucesso da regeneração dos tecidos periodontais. Os scaffolds de PLGA carregados com cementoblastos foram testados para promover a cementogénese em modelos animais. Os andaimes foram fabricados através de uma abordagem de espumação de gás/lixiviação de partículas, e continham 95% de porosidade com tamanhos de poros na gama de 250-425 μm. Os resultados mostraram que as células nas malhas mantiveram as suas propriedades intrínsecas. Quando colocados no dorso de ratinhos imunodeficientes, os suportes induziram uma formação mineral notável. Foi observado novo cemento tanto no interior dos poros dos implantes como na periferia dos implantes. Além disso, as construções de PLGA com rhGDF-5 e cementoblastos incorporados provaram ser ferramentas poderosas para a regeneração periodontal. rhGDF-5 pode desbloquear o potencial regenerativo latente do periodonto, promovendo o recrutamento de células e regulando a proliferação e diferenciação celular. Em suma, as provas sugerem que os suportes de PLGA em combinação com cementoblastos são viáveis para a engenharia do cemento. As investigações acima referidas demonstraram que as estruturas de PLGA carregadas com células regenerativas são enxertos ósseos promissores e podem ser colocadas nos defeitos periodontais para reconstruir os tecidos lesionados. [3][4,44]

6.2 Policaprolactona (PCL)

O PCL é um poliéster alifático semi-cristalino. A estrutura do PCL compreende uma unidade de repetição de um grupo éster e cinco grupos metileno. O PCL tem uma excelente biocompatibilidade e uma taxa de degradação lenta. Relativamente a muitos estudos, não existem provas que revelem que o PCL possa induzir quaisquer efeitos citotóxicos ou acumular-se no corpo humano. As suas ligações éster podem ser hidrolisadas e excretadas em condições fisiológicas normais. A taxa de degradação do PCL é mais lenta do que a de outros poliésteres alifáticos. [41,42] A este respeito, a degradação do PCL e dos seus copolímeros pode ser alterada consoante a forma e o peso molecular dos materiais. O PCL de elevado peso molecular ($\geq$50 000 g/mol) necessita de 3 anos para se degradar no hospedeiro. Por conseguinte, o PCL é uma opção viável para muitas aplicações em abordagens de engenharia de tecidos. O PCL foi aprovado pela Food and Drug Administration (FDA) para várias aplicações médicas, por exemplo, materiais de sutura e implantes contraceptivos subdérmicos. Tem sido aplicado como um biomaterial benéfico para dispositivos de administração de medicamentos. [45,46] A propriedade de libertação de fármacos pode ser controlada. Assim, a atividade biológica pode ser prolongada. Por exemplo, o PCL foi utilizado como material de tratamento de feridas, que libertava um agente químico antissético. Na medicina dentária, o PCL foi introduzido como material de preenchimento de canais radiculares. Verificou-se que o canal radicular preenchido com PCL proporcionava uma vedação previsível num ambiente aquoso. O PCL é também utilizado como material para estruturas de engenharia de tecidos ósseos que podem ser utilizadas para o aumento ósseo. Além disso, os compósitos de PCL são reconhecidos pelas suas utilizações significativas em suportes de engenharia de tecidos para regenerar os tecidos ósseos, ligamentos, cartilagens, pele, nervos e vasculares. Os biomateriais à base de PCL demonstraram as suas propriedades osteocondutoras, uma vez que suportam várias proliferações e diferenciações celulares, incluindo células estaminais mesenquimais derivadas da medula óssea (BMSCs), células estaminais da polpa dentária (DPSCs) e células estaminais mesenquimais derivadas da gordura (ADSCs) em suportes de PCL, o que foi confirmado. [47,4 8] Além disso, a implantação de PCL no modelo de defeito calvarial murino não aumenta significativamente os níveis totais de IgG em comparação com o grupo de cirurgia simulada, demonstrando a compatibilidade imunitária dos materiais à base de PCL. Como já foi referido, tem havido um desenvolvimento das membranas fabricadas utilizadas para a RTG, de modo a satisfazer os seus requisitos básicos. O PCL é considerado um candidato satisfatório para a RTG devido às suas propriedades úteis, como a biocompatibilidade, a resistência mecânica adequada, a biodegradabilidade e a facilidade de fabrico. Muitos estudos investigados sobre a eficácia da membrana de PCL no GTR revelam uma melhoria da formação óssea na presença de uma notável fixação e proliferação de células ósseas. A membrana de PCL e a membrana de PCL incorporada com hidroxiapatite eram biocompatíveis e capazes de suportar a fixação, propagação e proliferação de células do ligamento periodontal humano. Foi também demonstrado que a membrana de PCL incorporada com nano-apatite facilita a proliferação e diferenciação de células semelhantes a osteoblastos. Além disso, a PCL incorporada com nanocompósitos de hidroxiapatite e gelatina apoiou a proliferação de osteoblastos, induziu a atividade da fosfatase alcalina e melhorou a mineralização. Para um estudo mais aprofundado, o investigador inventou um novo compósito de polímero/fosfato de cálcio para utilização em regeneração de tecidos guiada. A atividade da fosfatase alcalina dos osteoblastos e a expressão do gene marcador dos osteoblastos, que indica a promoção da maturação óssea, foram registadas como resultado. A membrana de PCL conjugada com heparina que liberta o fator de crescimento de fibroblastos básicos foi desenvolvida com êxito e apresenta biocompatibilidade. Esta membrana de PCL libertadora do fator básico de crescimento de fibroblastos promove a fixação, proliferação e diferenciação de células semelhantes a osteoblastos humanos, em comparação com a membrana de PCL naïve. As membranas à base de PCL incorporadas com metronidazol diminuem a resposta inflamatória, determinada no modelo de implantação subcutânea, em comparação com a membrana de PCL não modificada. De acordo com estes estudos, o PCL tornou-se um material adequado para a utilização da membrana GTR e um protótipo vantajoso para a invenção de outras membranas clínicas. Para além da membrana GTR, o PCL tem sido desenvolvido como material de preenchimento de defeitos ósseos com o objetivo de promover a regeneração óssea em defeitos periodontais. Os suportes têm como objetivo apoiar a migração e repovoamento do ligamento periodontal e das células do osso alveolar no local afetado, facilitando o processo de regeneração. As estruturas tridimensionais de PCL podem ser fabricadas através de técnicas modificadas de moldagem por solvente e de lixiviação de partículas, o que resulta numa estrutura altamente porosa e interligada das estruturas de PCL. A incorporação de hidroxiapatite em andaimes de PCL demonstrou biocompatibilidade e degradabilidade. Estes suportes têm propriedades osteocondutoras que melhoraram a resposta dos osteoblastos humanos primários in vitro e promoveram a formação óssea em defeitos da calvária de ratos in vivo. A incorporação de polietilenoglicol hidrofílico no PCL hidrofóbico melhorou a hidrofilicidade global e o desempenho da cultura de células do copolímero PCL/PEG como um material de regeneração de tecidos guiado ótimo. Os suportes de PCL/PEG suportaram o crescimento e a diferenciação osteogénica de células do ligamento periodontal humano in vitro. Huynh et al. demonstraram que as estruturas de PCL/PEG incorporadas com células do ligamento periodontal humano modificadas epigenéticamente podiam promover a formação óssea em defeitos da calvária. [49] Em conjunto, estes resultados apoiam fortemente a aplicação potencial do PCL como potencial suporte guiado na terapia de regeneração de tecidos periodontais.

7) Aloenxertos

O FDBA foi utilizado pela primeira vez na terapia periodontal no início da década de 1970, embora tenha sido utilizado clinicamente na terapia ortopédica desde a década de 1950. O FDBA fornece um suporte osteocondutor para o crescimento ósseo e provoca a reabsorção quando implantado em tecidos mesenquimatosos. O DFDBA foi utilizado pela primeira vez em medicina dentária e em medicina em 1965, mas para o tratamento de defeitos periodontais em seres humanos foi utilizado pela primeira vez em 1975. O DFDBA também proporciona uma superfície osteocondutora e, além disso, também actua como fonte de factores osteoindutores. Assim, induz a migração de células mesenquimais, a fixação e a osteogénese quando implantado em osso bem vascularizado; induz a formação de osso endocondral quando implantado em tecidos que de outra forma não formariam osso. O DFDBA contém proteínas morfogénicas ósseas (BMPs), como as BMPs 2, 4 e 7, que ajudam a estimular a osteoindução.

Assim, as proteínas retidas de aloenxertos, preparadas comercialmente, têm a capacidade de influenciar o comportamento das células in vivo.

As BMPs produzem múltiplos efeitos no osso:

(1) Actuam como mitogénios em células mesenquimatosas indiferenciadas e precursores de osteoblastos;

(2) Induzir a expressão do fenótipo osteoblástico (por exemplo, aumentar a atividade da fosfatase alcalina nas células ósseas; e

(3)   Actuam como quimioatraentes para células mesenquimais e monócitos, bem como se ligam ao colagénio tipo IV da matriz extracelular. Estudos determinaram que a quantidade mínima eficaz de BMP necessária para afetar o crescimento ósseo é de cerca de 2 µg/40 mg de peso húmido de explantes. A quantidade ideal é de cerca de 10 µm.

Obtenção de aloenxertos

A utilização de qualquer substituto do tecido autógeno exige que se considere o seu potencial biológico e biomecânico como material de enxerto e a possibilidade de transferência de doenças do dador para o recetor, bem como a presença e importância de respostas imunitárias a antigénios estranhos. Assim, os bancos de ossos acreditados por organizações responsáveis existem com o objetivo de fornecer ao cirurgião tecido ósseo seguro e eficaz, adequado à aplicação clínica pretendida e disponível sempre que necessário. Os objectivos do banco de ossos são preservar a integridade física do enxerto e da proteína indutora, reduzir a sua imunogenicidade e assegurar a esterilidade[50]. [O banco de ossos aumentou consideravelmente as opções para o terapeuta periodontal no tratamento de defeitos ósseos graves. Os procedimentos de enxerto ósseo já não são limitados pelo osso autógeno disponível. A possibilidade de transferência de doenças com aloenxertos ósseos é muito improvável se o material for obtido e processado de acordo com os protocolos do banco de tecidos.

Existem algumas organizações que regulam a aquisição, o processamento e a utilização de aloenxertos.

FDA

O Centro de Avaliação e Investigação Biológica da FDA (CBER) regula as células, os tecidos e os produtos à base de células humanas ao abrigo da legislação federal, título 21 do Código de Regulamentação Federal dos EUA (CFR), partes 1270 e 1271. A parte 1271 do título 21 do CFR exige que os fabricantes de HCT/P (produtos à base de células e tecidos humanos) registem as suas empresas e produtos no CBER da FDA e cumpram os regulamentos aplicáveis da FDA.

AATB

A Associação Americana de Bancos de Tecidos é uma organização independente sem fins lucrativos dedicada a garantir e manter a segurança, consistência e disponibilidade de aloenxertos nos Estados Unidos. Para cumprir esta missão, a AATB publica normas do sector dos bancos de tecidos e oferece uma acreditação rigorosa aos membros institucionais, bem como um programa de certificação para as pessoas que trabalham nesta área. Ao aceitar a acreditação da AATB, os bancos de tecidos concordam em cumprir as inspecções no local das instalações de processamento, as auditorias anuais e outros vários regulamentos de segurança prescritos pela AATB. Além disso, ao satisfazerem a acreditação da AATB, os bancos de tecidos ajudam a garantir a sua conformidade com os regulamentos HTC/P da FDA.

A produção de um aloenxerto digno de ser distribuído e implantado requer uma atenção rigorosa aos pormenores ao longo de um processo abrangente. Este processo começa com o rastreio do dador.

Rastreio e teste de dadores

O historial médico/social do dador é analisado para detetar condições médicas ou processos de doença que possam contraindicar a dádiva de tecidos, em conformidade com as políticas e procedimentos actuais aprovados pelos bancos de ossos que cumprem as normas estabelecidas pela FDA.

O dador deve ter uma boa saúde sistémica e estar livre de doenças infecciosas com risco potencial de transmissão. As contra-indicações para a dádiva de tecido ósseo incluem:

• Dador de grupos de alto risco, conforme determinado por testes médicos e/ou avaliações de risco comportamental.

• Dadores com resultados positivos para anticorpos contra o VIH por ELISA

• A autópsia do dador revela uma doença oculta.

• O osso do dador dá positivo para contaminação bacteriana.

• Teste positivo do dador e do osso para o antigénio de superfície da hepatite B (HBsAg) ou para o vírus da hepatite C (HCV).

Obtenção de aloenxertos

As várias etapas da pré-adquisição de aloenxertos ósseos humanos são as seguintes[51] :

• Notificação da morte do potencial dador - Os hospitais ou as morgues notificam as agências de recolha de tecidos das mortes humanas.

• Determinação da elegibilidade do dador inicial - A agência de recolha de tecidos determina a elegibilidade do dador com base em informações facilmente disponíveis (por exemplo, idade, causa de morte, indícios de infeção, antecedentes de doenças sistémicas e indícios de consumo de drogas).

• Consentimento - Se um potencial dador for considerado aceitável, a agência de recuperação de tecidos obtém e documenta o consentimento dos familiares ou da pessoa que cuida do dador, de acordo com os regulamentos da U.S. Food and Drug Administration e com as leis estaduais de doação anatómica.

• Envio da equipa de recuperação - A maioria das agências de recuperação de tecidos utiliza as suas próprias equipas de recuperação para avaliar e obter tecidos de dadores potenciais.

• Atribuição de um número de rastreio ao potencial dador - A equipa de recuperação de tecidos enviada atribui um número de rastreio único ao potencial dador.

• Determinação da elegibilidade do dador adicional - A equipa de recuperação de tecidos confirma a identidade do dador, analisa os registos médicos, efectua uma avaliação física completa do corpo, analisa os prazos críticos e verifica a temperatura de armazenamento do cadáver.

• Colheita de tecidos - A equipa de recuperação de tecidos deve obter o tecido no prazo de 12 horas após a morte para cadáveres não refrigerados ou no prazo de 24 horas para cadáveres refrigerados.

• Autópsia - Alguns organismos de colheita de tecidos efectuam autópsias a potenciais dadores como procedimento de rastreio adicional.

• Transporte - A equipa de recuperação de tecidos transporta o tecido colhido do dador, as amostras de sangue e os registos médicos relevantes para o centro de processamento de tecidos.

Etapas do fabrico e processamento de aloenxertos

Os ossos longos são a fonte dos aloenxertos ósseos periodontais. O osso cortical é o material de eleição porque se verificou que é menos antigénico do que o osso esponjoso. A BMP está localizada na matriz óssea e, uma vez que a massa da matriz óssea é maior no osso cortical do que no osso esponjoso, a maior quantidade de BMP está presente no osso cortical. A concentração de BMP é maior no osso cortical do que no esponjoso em quantidades de 1 mg/ kg de peso húmido de osso fresco.

• Em primeiro lugar, procede-se à remoção dos tecidos moles para eliminar os resíduos musculares, tendinosos, ligamentares, etc.

- O osso cortical é cortado de forma grosseira até atingir um tamanho de partícula que varia entre 500 μm e 5 mm. Esta fragmentação aumenta a eficiência da desengorduramento do osso e da descalcificação subsequente.

- O material de enxerto é depois imerso em álcool etílico a 100% durante 1 h para remover a gordura que pode inibir a osteogénese e para inativar os vírus. A infecciosidade viral é indetetável no espaço de 1 minuto após o tratamento com álcool etílico a 70%.

- O osso é congelado a -80°C durante 1 a 2 semanas para interromper o processo de degradação e a água do tecido é removida pelo processo de liofilização. Este processo é normalmente designado por liofilização. Durante este período, são analisados os resultados das culturas bacterianas, dos testes serológicos e dos ensaios de anticorpos e antigénios directos. Se for detectada contaminação, o osso é descartado ou esterilizado por meios adicionais.

- A liofilização remove mais de 95% do conteúdo de água do osso. Embora a liofilização mate todas as células, tem a vantagem de facilitar o armazenamento a longo prazo e de reduzir a antigenicidade.

- O osso cortical é triturado e peneirado até obter um tamanho de partícula de aproximadamente 250 a 750 μm.

- Foi demonstrado que os tamanhos de partículas dentro deste intervalo promovem a osteogénese, enquanto que um tamanho de partícula inferior a 125 μm pode induzir uma resposta significativa de células gigantes de corpo estranho.

- O material de enxerto é novamente imerso em álcool etílico a 100% e lavado repetidamente para remover os produtos químicos utilizados no processamento.

- A descalcificação com ácido clorídrico 0,6 N remove o cálcio da matriz óssea e expõe as proteínas indutoras de osso. Este passo não é necessário se o osso liofilizado não mineralizado for o produto final desejado, tal como em procedimentos de cirurgia ortopédica e oral em que é necessária estabilidade estrutural.

- O osso é lavado num tampão de fosfato de sódio para remover os resíduos de ácido.

- Se o osso estiver desmineralizado, é liofilizado.

- A selagem a vácuo em recipientes de vidro protege contra a contaminação e a degradação do material, permitindo a armazenagem à temperatura ambiente por um período de tempo indefinido.

Em resultado do processamento de aloenxertos, verifica-se uma redução exponencial do potencial de contaminação do enxerto, de transferência de doenças ou de ambos. Com um processamento adequado, os aloenxertos para fins dentários atingem habitualmente um nível de garantia de esterilidade (SAL) de 10-6. O SAL é a probabilidade de um artigo não ser estéril depois de ter sido submetido a um processo de esterilização validado.

Com um SAL de 10-6, as probabilidades de sobrevivência de um organismo após o processamento do aloenxerto são inferiores a uma em 1 milhão [6]. Não é necessário efetuar uma esterilização secundária após a obtenção do osso, uma vez que, normalmente, a maioria dos bancos de ossos obtém o osso em condições estéreis. Mas se o aloenxerto ósseo estiver contaminado no momento da aquisição, tem de ser esterilizado utilizando radiação ionizante ou óxido de etileno.

Após o processamento, o aloenxerto ósseo tem de ser submetido a determinados testes que incluem:

- **Teste de inspeção visual** - A deteção visual é feita para problemas como a contaminação grosseira do enxerto, defeitos de embalagem e rotulagem incorrecta do produto.

- **Teste de humidade residual -** O teste de aloenxertos liofilizados é efectuado para garantir que a humidade residual é igual ou inferior a 6 por cento.

- **Teste de cálcio residual -** O teste do aloenxerto ósseo desmineralizado liofilizado é efectuado para garantir que o teor de cálcio residual é igual ou inferior a 8%.

Aloenxerto ósseo desmineralizado liofilizado (DFDBA)

A vantagem do osso desmineralizado decorre do facto de a matriz óssea orgânica (fibras de colagénio) ter de ser exposta para remover os seus componentes minerais e, por conseguinte, as chamadas proteínas da matriz (por exemplo, proteínas morfogenéticas) podem difundir-se facilmente no local de implantação e funcionar de forma osteoindutora. [52] Os produtos mais comuns de aloenxerto ósseo desmineralizado liofilizado são (Bio-Oss®, Endobone®). Devido às suas propriedades osteocondutoras, podem servir como um suporte inativo ou plataforma para a maturação de células ósseas presentes no defeito. São utilizados em ortopedia, cirurgia dentária e maxilofacial, bem como em periodontologia e implantologia, etc. Uma solução alternativa, que elimina as potenciais complicações associadas à aplicação de materiais de origem autógena, alogénica ou xenogénica, é a utilização de implantes aloplásticos para efeitos de substituição óssea. Estes implantes podem ser sintetizados a partir de materiais naturais e sintéticos.

Eficácia das DFDBA A eficácia das matrizes ósseas desmineralizadas pode diferir consoante a idade e o sexo do dador, o mineral residual, o tamanho das partículas ou o método de preparação. De acordo com Sayler et al. o sucesso e a segurança dos implantes de osso desmineralizado, bem como as diferentes características do produto, incluindo o seu potencial osteoindutor, dependem do processo tecnológico utilizado para os produzir. Estudos examinaram a capacidade do DFDBA comercial para induzir a formação de osso novo in vivo, a fim de avaliar se a grande variação na resposta clínica se devia a diferenças nas preparações ou a variações na resposta do hospedeiro. Verificou-se que existem grandes variações nas preparações de DFDBA dos bancos de ossos comerciais, incluindo a capacidade de induzir a formação de osso novo, mesmo dentro do mesmo banco. Os bancos de ossos comerciais não verificam a quantidade específica de BMPs ou qualquer nível de capacidade indutiva em qualquer material de enxerto que vendem. Portanto, a qualidade do enxerto não pode ser considerada padronizada. O atraso na obtenção do osso do dador após a morte, condições de armazenamento inadequadas ou outros factores de processamento podem desempenhar um papel significativo na bioatividade do aloenxerto que chega ao consultório do médico. Além disso, a idade, o sexo e o estado clínico dos dadores falecidos também podem afetar a atividade osteogénica dos enxertos deles retirados. Outra preocupação é o que acontece ao DFDBA quando colocado num defeito periodontal ao longo do tempo. Se as partículas de DFDBA permanecerem no local durante mais de um ano, actuando como matriz óssea, podem enfraquecer o osso hospedeiro e atrasar a formação óssea normal, possivelmente por interferirem com a capacidade dos osteoclastos para reabsorverem as partículas de DFDBA. Quando o DFDBA é utilizado na forma de partículas, o tamanho das partículas também parece ser uma variável importante no sucesso do DFDBA como material indutor de osso. As partículas na gama de 125 a 1000 μm possuem um potencial osteogénico mais elevado do que as partículas com menos de 125 microns. O tamanho ótimo das partículas parece situar-se entre 100 e 300 μm. Este facto pode dever-se a um efeito combinado da área de superfície e da densidade de empacotamento. Partículas muito pequenas de DFDBA provocam uma resposta de macrófagos e são rapidamente reabsorvidas com pouca ou nenhuma formação de osso novo. Os bancos de tecidos que fornecem DFDBA para utilização dentária têm normalmente este material de enxerto em vários tamanhos de partículas, sendo a gama de 250 a 750 µm a mais frequentemente disponível. Glowacki e Mulliken desenvolveram a tecnologia de preparação de implantes de osso desmineralizado em forma de pó. O pó proporciona a área de superfície máxima necessária para a interação com as células alvo receptoras, o que estimula a proliferação endocondral. Glowacki e colegas demonstraram que a extensão da indução óssea é uma função da área de superfície do osso implantado. [53]

Segurança dos aloenxertos

Duas preocupações importantes sobre a utilização de aloenxertos são a antigenicidade e a transmissão do risco de doença.

Antigenicidade

A utilização de aloenxertos, quer na área médica quer na área dentária, sempre constituiu uma grande preocupação, uma vez que estes enxertos são obtidos de dadores saudáveis. As Actas do Workshop 1 sobre o Estado da Arte, realizado em 1982, referiam que "uma das principais preocupações com os aloenxertos é o problema da rejeição do enxerto". Nos seres humanos, o cromossoma 6 contém o complexo principal de histocompatibilidade (MHC), que codifica os antigénios dos linfócitos humanos (HLA). Estes antigénios são expressos na superfície celular de quase todas as células nucleadas do corpo e representam o estímulo primário para a rejeição de tecidos transplantados quando ocorrem incompatibilidades HLA entre o dador e o recetor. A deteção da formação de anticorpos anti-HLA específicos do dador num doente que recebe aloenxertos é uma medida importante da imunogenicidade clínica do respetivo material de enxerto. Com o processamento de tecidos, ocorre a morte celular, quer seja realizada após a colheita asséptica ou durante a esterilização terminal, a magnitude de uma possível reação imunitária é consideravelmente diminuída.

Risco de transmissão de doenças com a utilização de aloenxertos

A transmissão de doenças virais tem sido mais frequente, especialmente o VIH, que está associado a aloenxertos ósseos. O primeiro caso foi relatado com VIH e aloenxertos ósseos em 1988. Os registos médicos do dador revelaram antecedentes de abuso de drogas intravenosas e também antecedentes de linfadenopatia, o que era sugestivo de VIH. A segunda questão relacionada com a transmissão de doenças prende-se com os bancos de tecido ósseo que não estão acreditados e não seguem as instruções de acordo com a AATB e, quando estes enxertos são retirados desses bancos, resulta na transmissão de doenças. O método mais comum utilizado para a esterilidade dos enxertos é a irradiação, que evita o risco de infeção pelo VIH. Um estudo realizado por Smith et al. indicou que as doses de 1,5-2,5 Mrads, que comprometem o tecido, não foram eficazes para a esterilização do enxerto e foram ineficazes contra o VIH. O atraso no processamento de FDBA e DFDBA deve garantir o teste e a segurança destes enxertos. O congelamento profundo de aloenxertos reduz a transmissão da doença para 1 em 8 milhões [30]. O risco de transmissão do VIH após o processamento adequado do DFDBA foi registado em 1 em 2,8 mil milhões. [54,55] Por conseguinte, o DFDBA oferece mais fiabilidade do que o FDBA num ambiente em que existe a possibilidade de contaminantes virais. [56]

Tráfico humano de aloenxertos

Os aloenxertos ósseos humanos retirados de bancos de tecidos devem ser rastreados de acordo com a FDA e informados ao recetor pelo médico sobre a retirada do produto. Em 1997, a FDA propôs uma abordagem para regulamentar os HCT/P ao abrigo do CFR 21, parte 1271.290, que trata do protocolo de rastreio dos aloenxertos ósseos humanos e também investiga o risco de doença e contaminação dos aloenxertos ósseos. De acordo com este regulamento, os HCT/P devem rotular as instalações de processamento com um código alfabético único que não contém a identidade do dador. A importância deste código reside no facto de o enxerto poder ser rastreado até ao seu destinatário e de também serem fornecidas informações sobre o fabrico. A maioria dos bancos de tecidos emite um formulário de rastreio do enxerto, composto por três cópias: uma para o doente, uma para o médico e outra para o banco de tecidos. Os médicos que utilizaram aloenxertos retirados do mercado devem notificar os receptores e estes devem ser testados para detetar qualquer agente patogénico suscetível durante um período mínimo de 6 meses após a implantação do enxerto.

8) Xenoenxertos

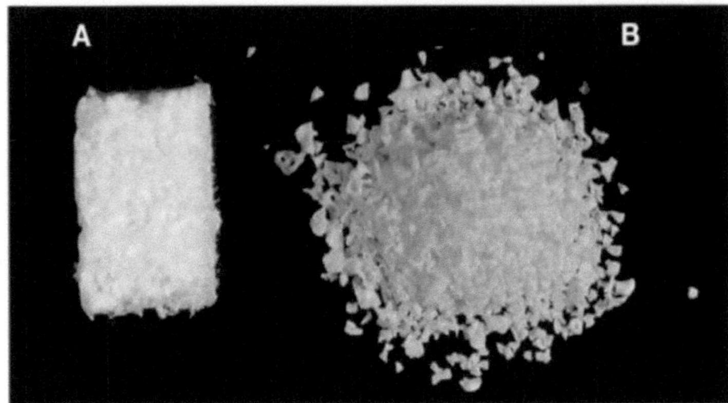

Figura 6: (A) Enxerto ósseo colagenado xenogénico; (B) enxerto xenogénico em partículas.

Os xenoenxertos são enxertos ósseos provenientes de outras espécies (normalmente bovinos e suínos) e transplantados em seres humanos. É osteocondutor, biocompatível e estruturalmente semelhante ao osso humano. É possível encontrar muitas fontes de dadores para enxertos ósseos. Os ossos de bovinos, equinos, suínos e corais naturais são utilizados para xenoenxertos. Entre eles, os ossos de bovinos são normalmente utilizados para procedimentos de enxerto devido à semelhança estrutural com o osso esponjoso humano[57]. [57] O enxerto ósseo bovino anorgânico (ABM) é um mineral ósseo bovino poroso e desproteinizado de origem natural com uma composição mineral comparável e uma estrutura microporosa semelhante ao osso humano nativo. O osso bovino anorgânico demonstrou uma melhoria significativa no nível de fixação clínica e no preenchimento de tecido duro em defeitos intra-ósseos humanos. Os xenoenxertos derivados de bovinos BIO-OSS e OSTEOGRAF/N-300 estão atualmente a ser utilizados de forma clínica generalizada. O Bio-Oss apresenta propriedades osteocondutoras com uma estrutura cristalina semelhante ao osso humano e diz-se que é reabsorvido no prazo de 12 a 24 meses, com base em secções histológicas humanas de amostras de núcleos sinusais.

No entanto, apesar dos resultados positivos obtidos em estudos efectuados com materiais de xenoenxerto, a regeneração tecidular/óssea com este material de enxerto pode ser imprevisível. Num estudo, em que os defeitos foram tratados com enxertos ósseos derivados de bovinos, após um ano de acompanhamento, 78% dos defeitos cicatrizaram com sucesso. Além disso, noutro estudo, oito defeitos intra-ósseos foram preenchidos com xenoenxertos e os resultados mostraram que sete defeitos cicatrizaram com sucesso, mas um defeito cicatrizou por reparação. A grande vantagem deste tipo de enxerto é o facto de ser necessário apenas um procedimento cirúrgico.

Substitutos de bovinos

Os xenoenxertos derivados de osso bovino (BB) foram amplamente utilizados para a regeneração do osso alveolar, com uma elevada taxa de sucesso, especialmente em procedimentos intra-orais. A fonte mais comum de materiais de xenoenxerto na área dentária é o osso bovino desproteinizado, que está disponível comercialmente como BioOssTM. Diz-se que este material é derivado de manadas jovens altamente seleccionadas e exclusivamente criadas, normalmente vitelos jovens, sem quaisquer doenças conhecidas. Um processo químico de processamento a baixa temperatura remove todos os componentes orgânicos e preserva a estrutura mineral com um rácio de fosfato de cálcio de 2,1: 1 e uma porosidade de 75 a 80%, ou seja, semelhante à hidroxiapatite natural. A estrutura porosa apresenta uma vasta área de superfície e promove o crescimento de novos vasos sanguíneos através da angiogénese, o que aumenta o crescimento ósseo. [58] Os substitutos ósseos bovinos têm sido amplamente utilizados em procedimentos de levantamento do seio maxilar e de implantes devido à sua estabilidade superior e baixa imunogenicidade. Os estudos revelaram que os locais com defeitos do seio maxilar enxertados com BioOss™ resultaram numa formação de osso novo de 39% ao fim de 6 meses, o que foi comparável à formação de osso novo de 40% após o enxerto com osso de auto-enxerto ao fim do mesmo período de tempo. Além disso, verificaram que 31% do BioOssTM enxertado permaneceu no local do enxerto, em comparação com apenas 18% do osso de auto-enxerto. O Bio-Oss apresenta propriedades osteocondutoras com uma estrutura cristalina semelhante ao osso humano e diz-se que é reabsorvido no prazo de 12 a 24 meses. [59] A aplicação periodontal do Bio-Oss foi investigada por Clergeau et al (1996) num estudo em que o Bio-Oss foi incorporado com fibras de colagénio porcino e enxertado em defeitos periodontais criados no cão. Os animais foram sacrificados às 6, 18 e 36 semanas após a cirurgia regenerativa. Os resultados indicaram que os locais implantados com o material de colagénio-Bio-Oss tinham uma maior regeneração óssea do que os locais de controlo. 26 Existem também outros produtos disponíveis no mercado à base de osso bovino, como o

OsteoGrafTM e o CeraboneTM. Tal como o BioOssTM, estes produtos apresentam propriedades estruturais e bioquímicas muito semelhantes às do osso humano e podem atuar como materiais de enxerto osteocondutores eficazes. [59,60] Apesar das suas muitas vantagens, os xenoenxertos ósseos bovinos apresentam várias limitações. Um material utilizado para fins terapêuticos em periodontologia ou regeneração óssea alveolar deve ser seguro para a saúde do paciente a longo prazo e livre de infecções. As complicações relatadas foram graves e incluem diferentes formas de sinusite, bola de fungo maxilar, deslocamento do material, inflamação crónica e outras reacções inflamatórias, e reação de corpo estranho. Por conseguinte, a validade e a eficácia dos enxertos derivados de osso bovino devem ser questionadas e devem ser experimentados novos métodos utilizando materiais diferentes.

Substitutos de suínos

Os substitutos derivados de suínos, recentemente desenvolvidos, são considerados como apresentando semelhanças relativamente à estrutura e formação em comparação com o osso humano. O tecido de enxerto ósseo de suíno é um material de enxerto ósseo anorgânico poroso que consiste predominantemente em fosfato de cálcio. São fornecidos sob a forma de grânulos com um tamanho de partícula de 0,25-1 mm e 1-2 mm (Gen-Os®) e são produzidos através da remoção dos componentes orgânicos do osso porcino. Apresentam características osteocondutoras e um baixo risco de transmissão de doenças. O colagénio porcino oferece uma excelente osteocondutividade, viabilidade celular e diferenciação de células semelhantes a osteoblastos in vitro. A matriz mineral óssea anorgânica é biocompatível, com uma estrutura porosa macro e microscópica interligada que suporta a formação e o crescimento de novo osso no local de implantação. [6][61,2]

Substitutos dos equídeos

Os substitutos ósseos derivados de equídeos têm a capacidade de induzir a diferenciação osteoblástica e a angiogénese. Além disso, a presença de osso neoplásico associado a efeitos de remodelação foi observada em torno do material de enxerto 6 meses após a cirurgia, no caso de uma elevação do seio maxilar bem sucedida.

Substitutos marinhos [63-65]

Os esqueletos marinhos, com as suas redes estruturais únicas, podem funcionar como modelos para o crescimento de tecidos humanos. Os corais, as esponjas, as conchas de moluscos, os chocos e as espinhas de peixe são normalmente utilizados para este fim. Os esqueletos de coral e os fosfatos de cálcio coralinos convertidos são excelentes para serem utilizados como estruturas de suporte. Os carbonatos e fosfatos de cálcio, como a hidroxiapatite, têm semelhanças com os constituintes minerais dos ossos. O carbonato esquelético de coral também possui propriedades arquitectónicas únicas, como a porosidade, o tamanho dos poros e a interconectividade dos poros, que são importantes na regeneração periodontal.

Foram registados ganhos significativos no nível de fixação clínica, redução da profundidade de sondagem e preenchimento de defeitos. Um material de xenoenxerto promissor que está atualmente a ser investigado é o quitosano, um polímero natural derivado dos exoesqueletos de crustáceos, composto por glucosamina e N-acetilglucosamina. O quitosano é capaz de estimular a regeneração óssea, fornecendo um suporte estrutural que apoia a atividade osteoblástica, a formação de matriz óssea mineralizada e induzindo a diferenciação de MSCs em osteoblastos em vários ambientes in vitro. O quitosano está disponível numa variedade de formas, incluindo pérolas, películas, hidrogéis e estruturas mais complexas, tais como estruturas porosas. Devido às fracas propriedades mecânicas do quitosano, este é frequentemente combinado com outros materiais, como a gelatina, os fosfatos de cálcio e o biovidro, para obter propriedades mais desejáveis. Os andaimes derivados de espinhas de peixe e de escamas de peixe (FSS) são outra alternativa à matriz óssea desmineralizada (DBM) em relação aos enxertos de osso bovino. A matriz óssea desmineralizada tem sido utilizada com sucesso em vários estudos para preencher defeitos, reconstruir fracturas crânio-maxilofaciais, colmatar grandes defeitos ósseos e de alto risco e induzir a formação óssea. Contém colagénio tipo I, proteínas não colagénicas e factores de crescimento osteoindutores, mas fornece pouco suporte estrutural. A DBM é colhida do osso cadavérico e depois processada em ácido para remover os componentes minerais e deixar uma estrutura trabecular que é osteocondutora. O esqueleto dos peixes é constituído por ossos ou cartilagem. A matriz óssea desmineralizada (DBM) é um dos materiais de substituição de enxertos ósseos mais utilizados. O osso é rico em

HA e a proteína óssea é composta principalmente por colagénio. O colagénio actua como um quadro estrutural no qual pequenos cristais de hidroxiapatite (HA), semelhantes a placas, são incorporados para reforçar o osso. Assim, estes biomateriais de origem marinha oferecem uma excelente osteocondutividade e apoiam a adesão, a proliferação e a diferenciação das células, o que os torna uma opção atractiva no cenário regenerativo.

9) Membranas de barreira

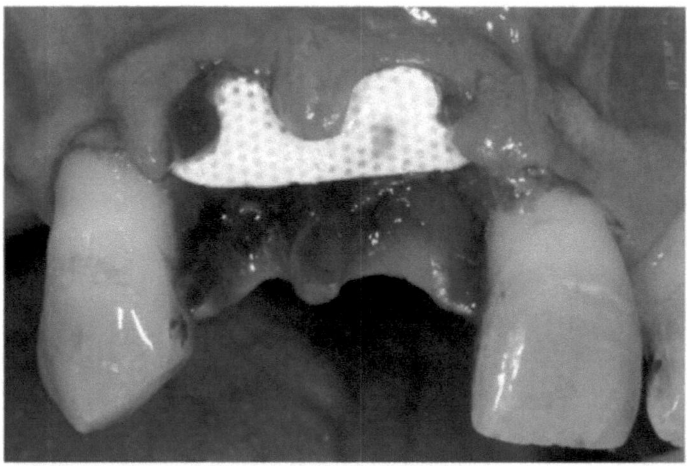

Figura 7: Exemplo de uma membrana de politetrafluoroetileno (PTFE) não reabsorvível.

A fraca capacidade inata de regeneração dos tecidos periodontais danificados e o constante desafio microbiano na cavidade oral demonstram a necessidade de desenvolver procedimentos clinicamente eficazes para regenerar os tecidos periodontais saudáveis.

Existe uma vasta gama de opções de tratamento disponíveis, tais como membranas de barreira, auto-enxertos, aloenxertos ósseos desmineralizados liofilizados, xenoenxertos derivados de bovinos e combinações de membranas e cargas. As terapias periodontais convencionais, como o desbridamento com retalho aberto (OFD), proporcionam um acesso crítico para avaliar e desintoxicar as superfícies radiculares e estabelecer uma melhor forma e arquitetura periodontais. Assim, o processo da doença é interrompido e são criadas condições que favorecem o crescimento dos tecidos. No entanto, os defeitos periodontais, se deixados vazios após a OFD, enchem-se com as primeiras células a chegar à área, ou seja, células epiteliais e fibroblastos, após a proliferação celular, o que gera um núcleo de tecidos fibro-epiteliais que se fixam à superfície da raiz. Infelizmente, a fixação não dá tempo para que as células do osso e do ligamento periodontal (PDL) preencham novamente a bolsa, pelo que o defeito persiste. Este processo de cicatrização tradicional, conhecido como "reparação" periodontal, acaba por impedir a regeneração ordenada e sequencial de verdadeiros tecidos periodontais híbridos.

Em 1976, Melcher sugeriu que, em condições fisiológicas, apenas as células do ligamento periodontal podem sintetizar e segregar cimento para fixar as fibras de colagénio recém-sintetizadas do ligamento periodontal ou da lâmina própria da gengiva ao dente. [66] A Regeneração Tecidular Guiada (RTG) utiliza uma membrana de barreira à volta do defeito periodontal para impedir o crescimento epitelial e o crescimento de fibroblastos no espaço da ferida, mantendo assim um espaço para a verdadeira regeneração dos tecidos periodontais. Como tal, este procedimento tem sido, e ainda é, amplamente utilizado em clínicas periodontais e estabelecido como uma técnica básica na medicina regenerativa periodontal.

Critério essencial para a membrana de barreira

Para que um material de barreira funcione de forma óptima, tem de cumprir determinados critérios essenciais de conceção. [67]

Biocompatibilidade - O material não deve provocar uma resposta imunitária, sensibilização ou inflamação crónica que possa interferir com a cicatrização e representar um perigo para o doente.

O material deve atuar como uma barreira para excluir tipos de células indesejáveis de entrar no espaço isolado adjacente à superfície da raiz.

Integração de tecidos - O objetivo da integração de tecidos é evitar o rápido crescimento epitelial na superfície exterior do material ou o encapsulamento do material, e proporcionar estabilidade ao retalho sobreposto.

Criação de espaço - O material de barreira é capaz de criar e manter um espaço adjacente à superfície da raiz. Isto permitirá o crescimento de tecido do ligamento periodontal.

Gestão clínica - Deve ser fornecido em configurações fáceis de aparar e de colocar.

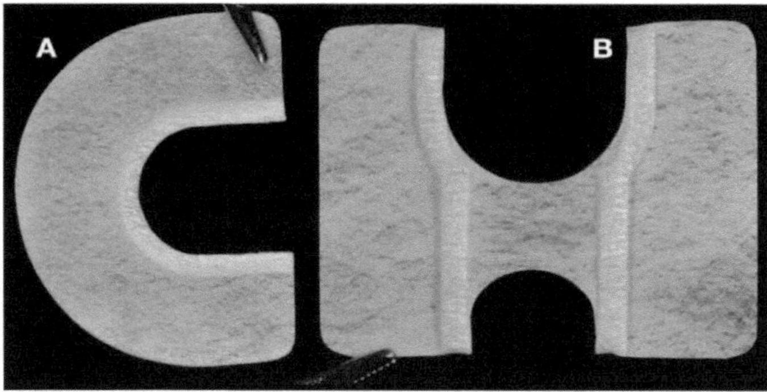

Figura 8: Exemplo de membranas periodontais antigas de PTFE não reabsorvíveis, (A): *forma envolvente para grandes defeitos; (B): Forma interproximal para defeitos interproximais.*

Tipos de membranas de barreira [68]

As membranas de barreira utilizadas para a GTR podem ser divididas em três gerações de membranas.

Membranas de primeira geração

A primeira geração de membranas de barreira desenvolvida nas décadas de 60 e 70 tinha como objetivo obter uma combinação adequada de propriedades físicas para corresponder às do tecido substituído com uma resposta tóxica mínima no hospedeiro. Nas primeiras tentativas de GTR, Nyman et al. utilizaram um filtro bacteriano produzido a partir de acetato de celulose (Millipore) como membrana oclusiva, em 1982. Embora este tipo de membrana tenha cumprido o seu objetivo, não era ideal para aplicação clínica. Estudos posteriores utilizaram membranas de politetrafluoroetileno expandido (e-PTFE) especialmente concebidas para a regeneração periodontal (Gore Tex Periodontal Material). Outras membranas não reabsorvíveis são o ePTFE reforçado com titânio, o PTFE de alta densidade ou a malha de titânio. Estudos revelaram que o reforço com titânio das membranas de PTFE de alta densidade conduz a uma capacidade regenerativa superior quando comparada com as membranas tradicionais de PTFE expandido, principalmente devido ao suporte mecânico adicional fornecido pela estrutura de titânio contra as forças de compressão exercidas pelos tecidos moles sobrejacentes. O principal inconveniente é a necessidade de uma segunda cirurgia para a remoção da membrana.

Membranas de segunda geração

A segunda geração de membranas de barreira foi concebida para ser reabsorvível, a fim de evitar a necessidade de remoção cirúrgica. Existem duas grandes categorias de membranas bioreabsorvíveis: as membranas naturais e as membranas sintéticas. As vantagens dos suportes derivados de matrizes naturais incluem a apresentação de sinais fisiológicos para a indução e manutenção dos componentes da maquinaria celular e a capacidade de se degradarem enzimaticamente ao longo de vias naturais. As membranas naturais são feitas de colagénio ou quitosano. Foi demonstrado o sucesso do tratamento após a utilização destes materiais de barreira, mas os resultados dos estudos variam.

Foram comunicadas várias complicações, como a degradação precoce, o crescimento epitelial ao longo do material e a perda prematura de material, após a utilização de membranas de colagénio. Embora provavelmente mínimo, existe o risco de transmissão de agentes infecciosos de produtos de origem animal para os seres humanos, e a autoimunização também foi mencionada como um risco. Os materiais de barreira sintéticos feitos de poliésteres (por exemplo, poli(ácido glicólico) (PGA), poli(ácido lático) (PLA), poli(-caprolactona) (PCL) e os seus copolímeros) foram avaliados em estudos com animais e seres humanos e são habitualmente utilizados. Estes materiais são biocompatíveis, mas, por definição, não são inertes, uma vez que podem ser esperadas algumas reacções tecidulares durante a degradação. Existe também variabilidade e falta de controlo sobre a taxa de reabsorção da membrana, que é influenciada por factores como o pH local e a composição do material. Ao longo dos anos, têm sido feitos esforços para ultrapassar as limitações das membranas de barreira actuais. As propriedades biomecânicas e a estabilidade da matriz de colagénio podem ser melhoradas através de ligações cruzadas físicas/químicas, por radiação ultravioleta (UV), genipina (Gp), glutaraldeído, cloridrato de 1-etil-3-(3-dimetilaminopropil) carbodiimida (EDC).

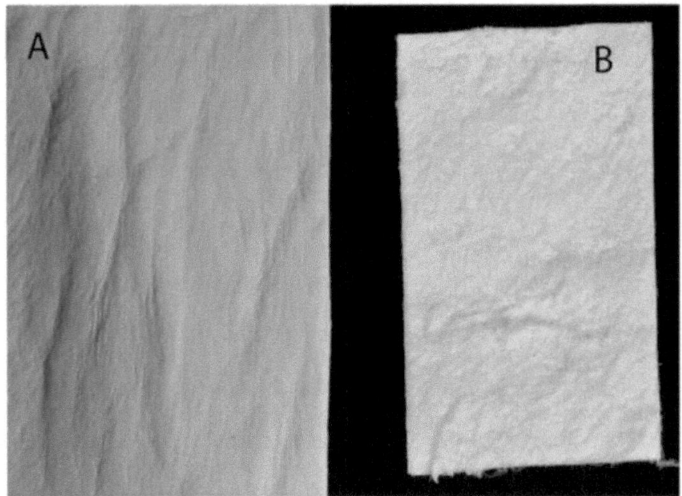

Figura 9:

(A) Lado do tecido mole; (B) Lado do tecido interno de uma membrana de colagénio.

Membranas de terceira geração

À medida que o conceito de engenharia de tecidos se foi desenvolvendo, foram surgindo membranas de terceira geração, que actuam não só como barreiras, mas também como dispositivos de libertação de agentes específicos, tais como antibióticos, factores de crescimento, factores de adesão, etc., no local da ferida, de acordo com o tempo ou a necessidade, de modo a orquestrar e direcionar melhor a cicatrização natural da ferida. Resumidamente, podem ser considerados nas seguintes sub-divisões:

i) **Membranas de barreira com atividade antimicrobiana** - A contaminação bacteriana da ferida em regeneração representa o fator mais significativo que conduz a um resultado comprometido. As espécies bacterianas, a contagem de bactérias e a área de contaminação bacteriana presente na membrana GTR são alguns dos factores que podem afetar o resultado da GTR. As bactérias encontradas nas membranas dos GTR incluem várias bactérias Gram-positivas, bem como agentes patogénicos periodontais. A contagem bacteriana da membrana está positivamente associada à recessão gengival e está negativamente associada ao ganho de fixação clínica. Normalmente, é prescrito um antibiótico sistémico após uma operação de ROG para reduzir a contaminação bacteriana e prevenir a infeção da ferida. No entanto, os resultados não são previsíveis.

Foi demonstrado que a incorporação de amoxicilina ou tetraciclina em várias membranas GTR pode aumentar a fixação de células do ligamento periodontal na presença dos agentes patogénicos orais streptococcus mutans e aggregatibacter actinomycetemcomitans. As tetraciclinas têm sido defendidas como adjuvantes úteis no tratamento periodontal. A incorporação de 25% de doxiciclina numa membrana GTR, composta por ácido poliglicólico e ácido poliláctico, parece ter um efeito benéfico na regeneração óssea periodontal em cães. Quando aplicadas clinicamente, as membranas de politetrafluoroetileno expandido (ePTFE) carregadas com tetraciclina reduziram a contaminação bacteriana e aumentaram o ganho de adesão clínica. Esta eficácia comprovada pode estar relacionada não só com as suas acções antimicrobianas, mas também com as suas propriedades não antibacterianas recentemente reconhecidas, que incluem as propriedades anti-colagenolíticas, anti-inflamatórias, inibidoras dos osteoclastos e estimuladoras dos fibroblastos. As tetracilinas prolongam assim o tempo de degradação das membranas de colagénio, podendo esta propriedade ser utilizada em determinadas situações clínicas em que é desejável manter a membrana durante um período de tempo prolongado.

ii) Membranas de barreira com incorporação de fosfato de cálcio bioativo - Muitos grupos de investigação estudaram o efeito de partículas de hidroxiapatite (HA) nanométricas em matrizes electrospun para regeneração de tecido ósseo in vitro. Estudos sobre a membrana preparada por Liao et al. demonstraram que a adição de hidroxiapatite nano-carbonatada (nCHAC) melhorou a biocompatibilidade e a osteocondutividade da membrana. Esta membrana de três camadas tinha um lado poroso (para permitir o crescimento celular) que continha hidroxiapatite nano-carbonatada/colagénio/PLGA, um lado não poroso de PLGA puro (para desencorajar a adesão celular) e uma camada de transição constituída por nCHAC/PLGA. Os autores demonstraram que a incorporação de nano-apatite desempenhou um papel significativo em termos de melhoria da bioatividade da membrana e de facilitação da diferenciação celular precoce.

iii) Membranas de barreira com libertação de factores de crescimento - Os factores de crescimento ou morfogénios modulam a atividade celular e fornecem estímulos às células para se diferenciarem e produzirem matriz para o tecido em desenvolvimento. Os factores de crescimento têm um papel essencial no processo de cicatrização e na formação de tecidos. Influenciam a reparação e a doença dos tecidos, incluindo a angiogénese, a quimiotaxia e a proliferação celular, e controlam a síntese e a degradação das proteínas da matriz extracelular. O seu modo de ação consiste em ligarem-se ao domínio extracelular de um recetor-alvo do fator de crescimento que, por sua vez, ativa as vias intracelulares de transdução de sinal. Várias moléculas bioactivas demonstraram fortes efeitos na promoção da reparação de feridas periodontais em estudos pré-clínicos e clínicos. Estas moléculas bioactivas incluem o PDGF, o IGFI, o fator básico de crescimento dos fibroblastos (FGF-2), o TGF-1, a BMP-2, -4, -7 e -12 e o derivado da matriz do esmalte (EMD), que demonstraram resultados positivos na estimulação da regeneração periodontal.

Verificou-se que a membrana de PLLA carregada com PDGF-BB pode aumentar potencialmente a eficácia regenerativa dos tecidos guiados em defeitos da calvária de ratos. Noutro estudo, o PDGF-BB revestido com polisulfona porosa estimulou a proliferação de fibroblastos do ligamento periodontal humano aderentes à polisulfona porosa. A libertação controlada do fator de crescimento de fibroblastos básicos (b-FGF) de uma membrana em sanduíche constituída por uma estrutura de esponja de colagénio e microesferas de gelatina induziu a regeneração bem sucedida dos tecidos periodontais num curto período de tempo em cães beagle. Após a preparação de um sistema constituído por uma membrana assimétrica de ácido poli(L-lactido) (PLLA) combinada com uma película de alginato, verificou-se que os factores de crescimento, como o TGF-beta, podem ser incorporados em membranas de alginato que funcionam como veículo de administração de fármacos. Verificou-se que este sistema manteve a atividade biológica quando testado num sistema modelo in vitro. Verificou-se que um sistema híbrido de malha de alginato/nanofibras com um sistema de administração de proteína morfogenética óssea recombinante-2 (rhBMP-2) era eficaz na reparação de um defeito segmentar de tamanho crítico num modelo de rato.

Apesar de uma longa história de avaliação pré-clínica com resultados promissores, a utilização rotineira de factores de crescimento como agentes terapêuticos para a regeneração periodontal ainda não é uma realidade. Os factores limitantes dos esforços actuais estão relacionados com o modo de administração dos factores de crescimento e com os requisitos de múltiplos sinais para conduzir o processo de regeneração. É altamente improvável que um único agente exógeno possa mediar, de forma eficaz, todos os aspectos necessários para a reparação dos tecidos. Assim, é necessária a administração de uma vasta gama de mediadores biológicos para se conseguir uma regeneração completa dos tecidos. Além disso, a forma como estes factores de crescimento são disponibilizados é de extrema importância. Idealmente, devem ser administrados localmente, seguindo uma cinética específica e distinta, para imitar, tanto quanto possível, as necessidades do tecido lesado durante as diferentes fases de regeneração in situ.

Outros desenvolvimentos

Electrospinning (e-spinning) para membranas

A técnica de e-spinning tem demonstrado um grande potencial para o processamento de membranas para regeneração periodontal. Recentemente, vários grupos de investigação exploraram a sua utilização para gerar estruturas fibrosas para a regeneração de tecidos. A fiação eletrostática produz polímeros naturais ou sintéticos biocompatíveis e degradáveis que normalmente se assemelham à disposição da matriz extracelular (MEC) nativa. Li et al. cultivaram diferentes células, tais como fibroblastos, células de cartilagem e células estaminais mesenquimais em suportes nanofibrosos de PLGA e PCL e demonstraram a capacidade da estrutura de nanofibras para suportar a fixação e proliferação de células.

Foi proposta a utilização de membranas de barreira multicamadas para utilizar uma estrutura graduada com gradientes de composição e estruturais que satisfaçam os requisitos funcionais locais, aumentando o crescimento ósseo e impedindo o crescimento do tecido gengival. Com este objetivo em mente, foi anteriormente relatado o fabrico de uma membrana de três camadas funcionalmente graduada a partir de PLGA, colagénio e nanohidroxiapatite através de um método de moldagem camada a camada. A membrana foi concebida com uma face constituída por uma membrana porosa de hidroxiapatite/colagénio/ácido poli (lático-co-glicólico) nano-carbonatada a 8%, que permite a adesão das células, e a face oposta com uma película não porosa de PLGA lisa. Foi concebida e fabricada uma nova membrana funcionalmente graduada (FGM) através de fiação em multicamadas. A FGM é constituída por uma camada central (CL) e duas camadas superficiais funcionais (SL) que fazem a interface entre os tecidos ósseo (nano-hidroxiapatite, n-HAp) e epitelial (metronidazol, MET). A CL é constituída por uma camada pura de poli(d,l-lactida-co-caprolactona) (PLCL) rodeada por duas camadas compósitas compostas por uma mistura ternária de gelatina/polímero (PLCL:PLA:GEL)

Membrana de fibrina rica em plaquetas - Uma membrana autóloga

O PRF foi desenvolvido pela primeira vez em França por Choukroun et al. para utilização específica em cirurgia oral e maxilofacial. O protocolo do PRF é muito simples: Uma amostra de sangue é colhida sem anticoagulante em tubos de 10 ml que são imediatamente centrifugados a 3000 rpm durante 10 minutos. Obtém-se então um coágulo de fibrina no meio do tubo, entre os glóbulos vermelhos na parte inferior e o plasma acelular na parte superior. As plaquetas ficam teoricamente presas de forma maciça nas malhas de fibrina. Ao expulsar os fluidos presos na matriz de fibrina, os profissionais obtêm membranas de fibrina autólogas muito resistentes. A fundamentação científica subjacente à utilização destas preparações reside no facto de os grânulos α das plaquetas serem um reservatório de muitos factores de crescimento (GFs) que se sabe desempenharem um papel crucial no mecanismo de reparação de tecidos duros e moles. Gassling et al. obtiveram resultados superiores quando a membrana PRF foi utilizada como suporte para a proliferação de células periosteais humanas em comparação com o colagénio. Quando comparada com as membranas disponíveis no mercado, a membrana de PRF oferece uma alternativa agradável pela sua relação custo-eficácia e relativa segurança devido à sua natureza autóloga.

O procedimento GTR tem sido, e ainda é, amplamente utilizado na prática periodontal e estabelecido como uma técnica básica na medicina regenerativa periodontal. Embora as indicações da membrana GTR na regeneração periodontal estejam limitadas a defeitos de três paredes e de furca de classe II, os esforços de investigação estão a alargar os limites para incluir defeitos periodontais mais avançados com um resultado previsível. Parece provável que uma combinação de várias técnicas (como a GTR em associação com enxertos ósseos) possa oferecer mais hipóteses de um resultado benéfico, embora ainda faltem provas substanciais. As membranas de barreira de terceira geração com ação antimicrobiana adicional e incorporação de fosfato de cálcio ou como fonte de factores de crescimento oferecem possibilidades interessantes para a utilidade global da membrana. É evidente que ainda não foi desenvolvida a membrana "ideal" para utilização na terapia regenerativa periodontal. Com base numa abordagem de biomateriais graduados, é colocada a hipótese de que um material nanofibroso biologicamente ativo e espacialmente concebido e funcionalmente graduado, que imite de perto a

MEC nativa, possa ter sucesso como a próxima geração de membranas GTR/GBR

para a regeneração dos tecidos periodontais.

10) Biológicos e regeneração peri-implantar

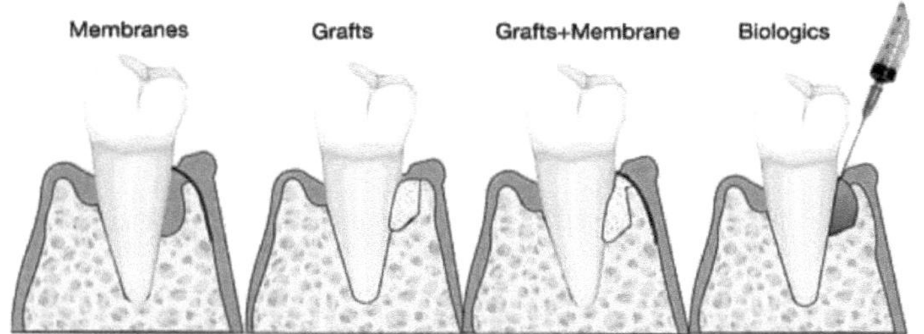

Figura 10: Ilustração de materiais para regeneração periodontal.

De acordo com a Food and Drug Administration (FDA) dos Estados Unidos, os produtos biológicos são uma vasta gama de produtos, proteínas, factores de crescimento ou uma combinação complexa destas substâncias, utilizados para tratar várias doenças ou para melhorar o processo regenerativo, como a regeneração periodontal, através da ativação e estimulação das células periodontais. O derivado da matriz de esmalte (EMD), o fator de crescimento derivado de plaquetas-BB (PDGF-BB) humano recombinante e as proteínas morfogénicas ósseas (BMP) estão atualmente disponíveis no mercado. O EMD é extraído de suínos e é tratado para o tornar biocompatível e assim reduzir as reacções adversas. Este material é único porque é vendido apenas como Emdogain® (Straumann AG, Basileia, Suíça). Além disso, de acordo com a literatura, é o único biomaterial que levou à reforma completa do ligamento periodontal numa avaliação histológica. Vários estudos sugerem a utilização do EMD isoladamente ou em combinação com cargas ósseas. O primeiro estudo a demonstrar a eficácia deste material foi realizado por Heiji et al. em 1997, no qual o EMD foi comparado ao desbridamento com retalho aberto de defeitos intra-ósseos. O EMD foi associado a ganhos significativos de CAL e redução da profundidade de bolsa. Outra série de estudos comparou o EMD ao GTR com resultados comparáveis. Dados interessantes vieram de um estudo de Cortellini et al. em que o uso do EMD como adjuvante de técnicas minimamente invasivas, como o MIST, melhorou a estabilidade, minimizando a fase pós-cirúrgica. Em termos de ganhos de CAL, não foram encontradas diferenças relevantes entre EMD + MIST e MIST isoladamente.

Em resumo, o EMD apresentou resultados comparáveis aos do GTR; além disso, as potenciais complicações do GTR podem indicar o EMD como um material mais fiável, com menos complicações e de fácil manuseamento. No entanto, a anatomia do defeito desempenha um papel crucial no potencial regenerativo desta molécula. O PDGF-BB é um fator de crescimento que actua na cicatrização de tecidos duros e moles, aumentando a proliferação celular, a angiogénese e a migração. [^697 2] A desvantagem está no seu manuseamento, que requer a utilização de scaffolds e fillers. Vários estudos avaliaram a utilização desta molécula como adjuvante do fosfato beta-tricálcico (B-TCP), do EMD e do aloenxerto ósseo, com resultados positivos para o EMD e o aloenxerto. As BMP são proteínas presentes no osso e demonstraram regeneração óssea num modelo animal. As formas mais estudadas deste tipo de molécula são a BMP-2, a BMP-6 e a BMP-12. Dados interessantes vieram de um estudo de Wikesjo et al. num modelo canino, onde o uso de BMP-12 mostrou um ligamento periodontal regenerado e bem orientado com osso e cemento recém-formados. Por outro lado, as complicações associadas à utilização destas moléculas incluem a possibilidade de anquilose ou reabsorção radicular. A BMP e o PDGF-BB estão disponíveis nos Estados Unidos, mas não foram aprovados para utilização na Europa. Outros produtos biológicos que têm sido utilizados na regeneração periodontal são os derivados do sangue, a fibrina rica em plaquetas (PRF) e os seus substitutos L-PRF e A-PRF, que mostraram resultados promissores na regeneração de defeitos periodontais e furcações. Vários estudos in vitro analisaram a biocompatibilidade e o comportamento destes materiais em contacto com os fibroblastos do ligamento periodontal e mostraram a ativação de extensões citoplasmáticas e um aumento do volume celular. [^737 5]

Além disso, estes produtos biológicos são naturais e enriquecidos com factores de crescimento, como os factores de crescimento derivados das plaquetas (PDGF), o fator de crescimento transformador β (TGF-β), o fator de crescimento endotelial vascular (VEGF) e o fator de crescimento semelhante à insulina-1 (ILGF-1), que influenciam a diferenciação e a proliferação celular. Por outro lado, ainda faltam evidências histológicas sobre estes tipos de biológicos.

Biológicos Futuros

Os futuros potenciais produtos biológicos incluem vários factores de crescimento que têm uma função específica e que se encontram na fase experimental II e III de ensaios clínicos aleatórios em estudos humanos e caninos.

A proteína 15 (P-15), a proteína osteogénica 1 (OP-1), a paratormona (PTH) e os anticorpos anti-esclerostina (SOST) estão a ser investigados.

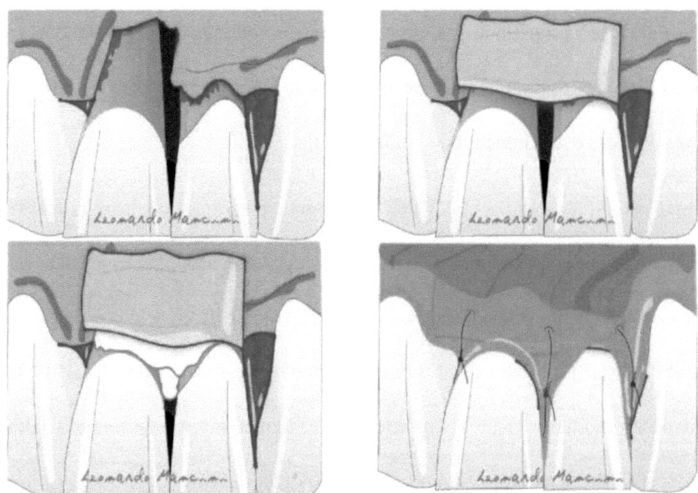

Figura 11: Ilustração da técnica de parede de enxerto de tecido conjuntivo (CTG) com a utilização de tecido conjuntivo como barreira e derivados da matriz de esmalte (EMD) como produtos biológicos.

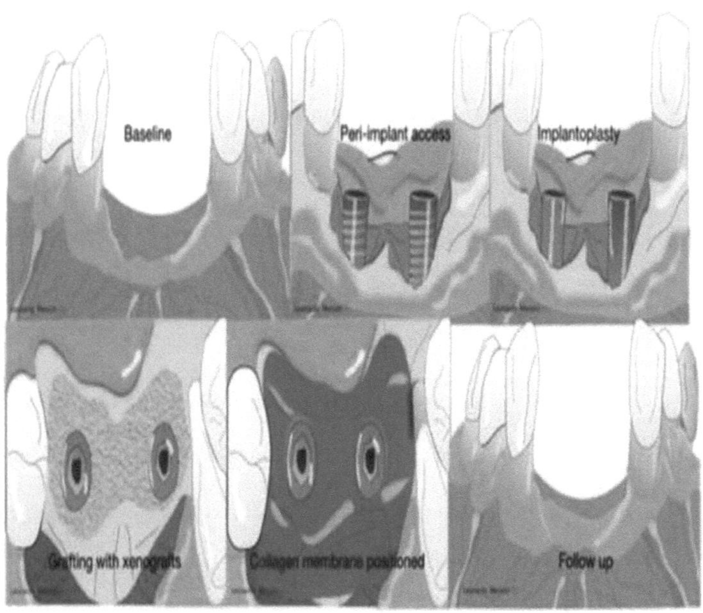

Figura 12: Exemplo de regeneração peri-implantar após peri-implantite com *xenoenxertos e membranas de colagénio.*

Após o acesso peri-implantar, foi efectuado um desbridamento pesado do implante e foi obrigatória uma implantoplastia para remover a superfície infetada. O defeito peri-implantar foi preenchido com enxertos xenogénicos e coberto com uma membrana reabsorvível.

Os mediadores biológicos são considerados a última inovação na regeneração oral.

É possível classificar estes mediadores em células estaminais, factores de crescimento e terapia genética. Os mais utilizados e difundidos são os factores de crescimento ricos em plaquetas (PDGF), as proteínas morfogenéticas ósseas (BMP) e os derivados da matriz do esmalte (EMD). [5]

- **O PDGF** está principalmente envolvido na cicatrização de feridas; vários estudos demonstraram a sua função e capacidade para aumentar a proliferação e migração das células PDL. Além disso, o efeito quimiotático leva a uma promoção da síntese de colagénio e pode estimular os fibroblastos gengivais para a síntese de hialuronato. Este fator de crescimento pode ser eficaz isoladamente ou em combinação com outros factores de crescimento, como o fator de crescimento semelhante à insulina-1 (IGF-1). De facto, vários estudos in vivo demonstraram a eficácia do PDGF na regeneração periodontal isolada ou combinada, demonstrando sempre a nova formação de cemento e a produção de colagénio. Graças à clonagem molecular, é atualmente possível reproduzir um PDGF humano recombinante. No entanto, este tipo de produto recombinante não é comercializado em vários países, como a Itália, por problemas éticos. O produto mais utilizado e analisado é o GEM 21S®, (Osteohealth, Shirley, NY, EUA) com estudos in vivo e in vitro.

- **As BMPs** são factores que pertencem à superfamília do fator de crescimento transformador-beta (TGF-β), são abundantes no tecido ósseo e são produzidas por várias células, incluindo osteoclastos e osteoblastos. Dois tipos (BMP-4 e BMP-7) estão normalmente presentes em aloenxertos, demonstrando osteoindutividade e influenciando o comportamento das células na regeneração óssea. Além disso, as BMPs actuam como um quimioatractor para os precursores de osteoblastos e células estaminais indiferenciadas (MSCs) através da ativação de genes relacionados com a formação óssea, como a osteocalcina. Uma desvantagem na extração de BMPs é a produção sintética, que é muito dispendiosa, e existe uma limitação para o encapsulamento em biomateriais sintéticos.

- **A EMD** é libertada pelas células de Hertwig durante a formação dos dentes e do tecido periodontal, e estas proteínas situam-se na superfície da raiz, influenciando os passos iniciais da formação do cemento, do osso alveolar e do ligamento periodontal. Na origem (1996), uma fábrica sueca (Biora, Malmo, Suécia) lançou os derivados EMD reais e únicos extraídos do esmalte porcino sob a forma de ácido purificado. Mais tarde, a Straumann AS adquiriu o título e Emdogain® (Straumann AG, Basileia, Suíça) é o nome dos derivados únicos de esmalte existentes no mercado. É composto principalmente por amelogeninas, que são proteínas específicas fundamentais no processo de mineralização do esmalte. Em condições fisiológicas, as amelogeninas são nanoformadas e, durante a degradação enzimática pelas metaloproteinases (MMP), libertam péptidos bioactivos durante semanas. Neste processo, existem vantagens, como a estimulação de novo osso e o condicionamento da cicatrização de feridas. Por outro lado, este processo pode criar reabsorção radicular devido à presença de

MMP e a um padrão inflamatório durante a fase regenerativa. A vantagem da utilização do EMD é a sua ação mimetizadora, que pode recrutar cementoblastos para formar um novo cemento radicular e, consequentemente, facilitar a formação de um novo ligamento periodontal. Este produto está no mercado desde 1997, e vários artigos sublinharam a facilidade de manuseamento, um resultado interessante na regeneração periodontal . Miron et al. em (2016) reuniu todos os dados referentes ao EMD na regeneração periodontal, e neste estudo, o uso do EMD foi relevante em adjunto à terapia não cirúrgica e procedimentos regenerativos, de acordo com o tamanho e forma do defeito. De acordo com a literatura, o EMD, após 25 anos da sua introdução, parece ser único na demonstração de uma regeneração periodontal histológica com novo cemento e ligamento periodontal e a presença de fibras de Sharpey na estrutura periodontal.

Relativamente à utilização de EMD em redor de implantes, os dados recolhidos num ensaio clínico aleatório, de acordo com Isehed et al. (2016), revelaram que a EMD proporcionou uma regeneração promissora, mas insuficiente, associada a uma alteração da flora Gram-negativa.

- **O ácido hialurónico (HA)** é um glicosaminoglicano natural presente em vários tecidos, como o tecido conjuntivo. É um excelente suporte para a regeneração periodontal. Além disso, parece ter um efeito antimicrobiano e anti-inflamatório. O principal fator que faz deste um biomaterial promissor é a propriedade viscoelástica e a capacidade de absorver uma quantidade considerável de água. Isso torna o ácido hialurónico um preenchedor periodontal e, em várias situações, tem uma função protetora como barreira para bactérias e vírus. Pilloni et al. (2019) sugeriram a utilização de HA com uma membrana de colagénio em defeitos periodontais. Uma revisão sistemática de Eliezer et al. sugeriu que a adição de AH à terapia periodontal não cirúrgica e cirúrgica pode ter efeitos clínicos adicionais no nível de inserção clínica (CAL, 0,73 mm; IC 95%, 0,28 a 1,17 mm; $p < 0{,}0001$), profundidade periodontal (PD, 0,36 mm; IC 95%, -0,54 a -0,19 mm; $p < 0{,}0001$) e sangramento à sondagem (BoP, 5%; IC 95%, -22 a -8%; $p < 0{,}001$). Relativamente à utilização do AH em defeitos peri-implantares, vários estudos sugerem o benefício na diversidade da microflora e, ao mesmo tempo, o AH actua como um escudo protetor contra a colonização bacteriana. Dados interessantes de um estudo em animais sugerem a inibição do crescimento do tecido conjuntivo no interior do defeito peri-implantar, facilitando a regeneração óssea e a estabilidade do implante.

- **Os concentrados de plaquetas autólogos (APG)** são biomateriais promissores na regeneração periodontal e peri-implantar. Existem vários protocolos publicados (fibrina rica em plaquetas, PRF/A-PRF/L-PRF; plasma rico em plaquetas (PRP); factores de crescimento ricos em plaquetas, (PRGF) na literatura, e a composição principal é baseada em fibrina plaquetária e factores de crescimento, tais como PDGF, factores de crescimento endotelial vascular (VEGF), e factores de crescimento transformadores beta (TGF-b). São definidos como suportes naturais de células vivas e, de acordo com várias revisões sistemáticas, são biomateriais válidos na regeneração periodontal e peri-implantar. As vantagens são a origem autóloga e o protocolo rápido e em chip. Por outro lado, o manuseamento e o processo de produção diferem entre os tipos (PRF, A-PRF, PRP, PRGF). Outra desvantagem é o padrão de reabsorção rápida que foi estimado entre 14 e 20 dias. No entanto, devido à estrutura de fibrina e à presença de factores de crescimento, são biomateriais promissores. Estudos futuros estão a investigar o PRF como um sistema de administração de fármacos em defeitos periodontais

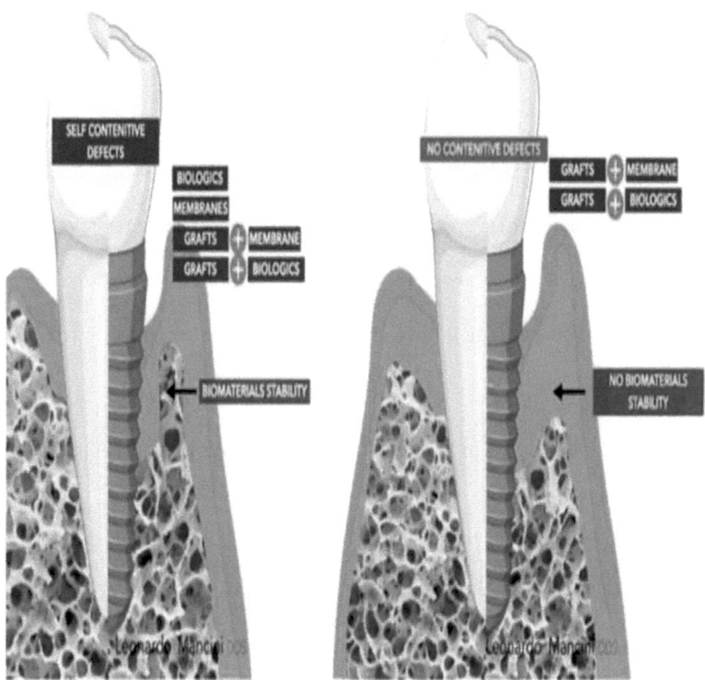

Figura 13: Biomateriais e suas possíveis implicações na regeneração de implantes periodontais/peri .

11) Tecnologias emergentes

Terapias com células estaminais [1]

As células estaminais são células do corpo humano capazes de se diferenciar em qualquer célula de um organismo e são auto-renováveis. São definidas como não especializadas e, na sua evolução, existem várias etapas de especialização. A investigação sobre abordagens baseadas em células concentra-se na utilização de células estaminais mesenquimais (MSC), células estaminais multipotentes com excelentes propriedades biológicas que podem ser obtidas a partir de quase todos os órgãos e tecidos.

As células estaminais do ligamento periodontal (PDL-SCs) são utilizadas na regeneração dos ligamentos periodontais ou do cemento. Podem ser encontradas no osso alveolar e nas superfícies radiculares, embora as PDL-SCs no osso alveolar apresentem melhores capacidades de diferenciação. As PDL-SCs podem diferenciar-se em linhagens de células mesenquimatosas para gerar adipócitos, células formadoras de colagénio, células semelhantes a osteoblastos, tecido de cemento e fibras de Sharpey in vitro.

A descoberta de células estaminais mesenquimais do ligamento periodontal (PDL-MSCs) no PDL propõe a sua importante implicação na regeneração do periodonto e na sua homeostasia. Embora o uso de PDL-MSCs na formação óssea tenha fornecido resultados contrastantes, o efeito no aumento da formação de cemento e PDL parece dar bons resultados. Esta capacidade pode ser apoiada pelo facto de as PDL-MSCs expressarem níveis mais elevados de várias proteínas específicas da

PDL do que outras MSCs. De um ponto de vista clínico, a utilização de células estaminais é um adjuvante promissor no procedimento regenerativo. Em todo o caso, a disponibilidade limitada e a necessidade de um laboratório especializado tornam a sua utilização limitada. Nos últimos três anos, foi desenvolvido um novo conceito para facilitar a extração através de um processo mecânico de simples manuseamento diretamente no consultório dentário. De facto, de acordo com uma revisão anterior, este tipo de extração parece ser promissor na regeneração oral graças à combinação com estruturas como membranas de colagénio ou enxertos. Estudos sobre células estaminais e estruturas inovadoras mostram uma potencial melhoria em termos de regeneração periodontal. Relativamente à utilização na regeneração peri-implantar, os dados pré-clínicos mostraram resultados promissores; no entanto, são necessários mais estudos clínicos para validar o seu efeito em defeitos peri-implantares.

Impressão tridimensional [^919 4]

A introdução da impressão 3D no domínio regenerativo permitiu a impressão de novos polímeros bioreabsorvíveis e a sua personalização para casos individuais. Os processos são vários.

1. **Modelo a jato de tinta:** consiste na utilização de impressão a jato de tinta com soluções em pó e líquidas para selecionar e dispor as células, criar uma matriz extracelular e permite a utilização de um scaffold personalizado. Park et al. (2012, 2014) publicaram o uso de um scaffold de fibra 3D para guiar células PDL e facilitar a mineralização do tecido. Goh et al. (2015)

analisaram o uso de um scaffold 3D na preservação de alvéolos com cicatrização óssea normal e volume melhor preservado.

2. **Modelo de fusão:** permite a construção de scaffolds personalizados, mas sem a inclusão de células, factores de crescimento e proteínas. O polímero utilizado é o ácido lático-co-glicólico com boas características de reabsorção e resistência mecânica.

3. **A plotagem 3D** permite a produção de um andaime macio composto por hidrogel com fácil incorporação de células. Uma limitação é a possível inibição da comunicação célula-a-célula, influenciando o processo de sinalização e proliferação. Por outro lado, a utilização de células vivas no scaffold tem óptimos resultados para a formação de tecidos.

12) Conclusão e perspectivas futuras

Os biomateriais utilizados na regeneração periodontal incluem materiais inorgânicos, materiais poliméricos e compósitos. Enquanto os biomateriais inorgânicos são componentes utilizados para a regeneração do osso e do cemento devido às suas propriedades composicionais e mecânicas semelhantes, os biomateriais poliméricos são utilizados para a regeneração da PDL. A combinação de materiais inorgânicos e poliméricos é utilizada no fabrico de estruturas biomiméticas para a regeneração do osso e do cemento. Para proporcionar um microambiente que imite a MEC, foram desenvolvidos nos últimos anos suportes biomiméticos nanofibrosos e multicamadas para a regeneração dos tecidos periodontais. Alguns estudos tentaram regenerar os tecidos periodontais com as estruturas adequadas, como as fibras PDL orientadas, mas obtiveram um sucesso limitado. Alguns dos principais desafios para a regeneração de tecidos periodontais funcionais são enumerados de seguida:

Do ponto de vista do material, a maioria dos biomateriais utilizados para a regeneração periodontal são biomateriais tradicionais, tais como HA, β-TCP, PLLA, PCL e PLGA. Embora estes biomateriais possam assemelhar-se às composições em determinados aspectos, não conseguem imitar as estruturas finas dos tecidos periodontais naturais, tais como os diferentes grupos de fibras PDL, a estrutura celular e acelular do cemento. Um desafio específico é a regeneração das fibras de Sharpey entre o cemento e o osso PDLalveolar. Atualmente, nenhum dos sistemas de andaimes regenera fibras de Sharpey funcionais. Sem estas fibras, as ligações entre o cemento e o osso alveolar são instáveis e não suportam os dentes ou a força oclusal. Por conseguinte, os materiais novos e bio-inspirados que são concebidos para imitar de perto a arquitetura dos tecidos periodontais a nível micro e nanométrico são um pré-requisito para conseguir uma regeneração funcional dos tecidos periodontais. Para regenerar a arquitetura hierárquica dos tecidos periodontais, é indispensável controlar espacial e temporalmente a entrega de sinais biofísicos e bioquímicos. Relativamente à regulação temporal, o momento e a sequência da migração celular, proliferação, diferenciação e formação de tecidos devem seguir o processo natural. Quanto à regulação espacial, a indução da formação distinta de osso alveolar, PDL e cemento ao mesmo tempo requer um sistema de regeneração bem concebido. Embora tenha sido desenvolvida uma variedade de sistemas de administração de múltiplos fármacos, nenhum deles consegue atingir um controlo preciso para orientar a regeneração dos tecidos periodontais. Há uma série de barreiras que impedem a regeneração optimizada dos tecidos. Uma questão essencial é a falta de compreensão completa da biologia básica da reparação e cicatrização dos tecidos periodontais. Os factores que determinam a formação do tecido periodontal ainda não foram clarificados, pelo que os fármacos/factores de crescimento seleccionados não conseguem atingir os efeitos regenerativos esperados. Outra lacuna de conhecimento é a concentração adequada das moléculas bioactivas, porque a utilização excessiva ou insuficiente de medicamentos/factores de crescimento compromete os resultados. Por conseguinte, é indispensável uma compreensão aprofundada da biologia básica para fornecer informações mais pormenorizadas que orientem o fabrico de materiais biomiméticos. Foi referido que as pistas mecânicas desempenham um papel na restauração de tecidos periodontais funcionais. No entanto, as pistas mecânicas raramente foram incluídas na regeneração dos tecidos periodontais. Por conseguinte, a integração de pistas mecânicas na conceção de biomateriais e a avaliação do efeito regenerativo serão inspiradoras para estudos futuros.

Outros desafios da regeneração periodontal incluem a restauração da perda óssea alveolar horizontal e a estabilidade a longo prazo dos tecidos periodontais regenerados. A resolução destes problemas fará avançar tremendamente os progressos da regeneração dos tecidos periodontais. Apesar de todos estes desafios, a regeneração dos tecidos periodontais é um campo excitante e em rápido crescimento. Os avanços neste domínio proporcionam um potencial promissor para melhorar a saúde dos pacientes dentários num futuro próximo.

13) Bibliografia:

1) John MT, Michalowicz BS, Kotsakis GA, Chu H. Meta-análise em rede dos estudos incluídos no Guia de Prática Clínica sobre o tratamento não cirúrgico da periodontite crónica. J Clin Periodontol. 2017 Jun;44(6):603-611.

2) Kao RT, Nares S, Reynolds MA. Regeneração periodontal - defeitos intra-ósseos: uma revisão sistemática do Workshop de Regeneração da AAP. J Periodontol. 2015 Feb;86(2 Suppl):S77-104.

3) Michael G. Newman, Henry Takei, Perry R. Klokkevold, Fermin A. Carranza. E-Book de Periodontologia Clínica de Newman e Carranza. 13ª edição. Pg n0. 47

4) Shue L, Yufeng Z, Mony U. Biomateriais para regeneração periodontal: uma revisão de cerâmicas e polímeros. Biomatter. 2012 Out-Dez;2(4):271-7.

5) Nanci A. Histologia Oral de Ten Cate-e-book: desenvolvimento, estrutura e função. Elsevier Ciências da Saúde; 2017 Ago 15.

6) Langer RS, Vacanti JP. Tissue engineering: the challenges ahead (Engenharia de tecidos: os desafios futuros). Scientific American. 1999 Apr 1;280(4):86-9.

7) Han J, Menicanin D, Gronthos S, Bartold PM. Células estaminais, engenharia de tecidos e regeneração periodontal. Aust Dent J. 2014 Jun;59

8) Wu YC, Lin LK, Song CJ, Su YX, Tu YK. Comparações de terapias regenerativas periodontais: Uma meta-análise sobre a eficácia a longo prazo. J Clin Periodontol. 2017 maio;44(5):511-519

9) Villar CC, Cochran DL. Regeneração dos tecidos periodontais: regeneração tecidular guiada. Dent Clin North Am. 2010 Jan;54(1):73-92.

10) Du J, Shan Z, Ma P, Wang S, Fan Z. Transplante alogénico de células estaminais mesenquimais da medula óssea para regeneração periodontal. J Dent Res. 2014 Feb;93(2):183-8.

11) Hu J, Cao Y, Xie Y, Wang H, Fan Z, Wang J, Zhang C, Wang J, Wu CT, Wang S. Regeneração periodontal em suínos após injeção de células e transplante de folhas de células de células estaminais da polpa dentária humana seguindo as boas práticas de fabrico. Stem Cell Res Ther. 2016 Sep 9;7(1):130.

12) Jiang W, Li L, Zhang D, Huang S, Jing Z, Wu Y, Zhao Z, Zhao L, Zhou S. A incorporação de nanofibras alinhadas de PCL-PEG em suportes porosos de quitosano melhorou a orientação das fibras de colagénio no periodonto regenerado. Ata Biomater. 2015 Oct;25:240-52.

13) Park CH, Kim KH, Rios HF, Lee YM, Giannobile WV, Seol YJ. Microcanais controlados espaciotemporalmente de andaimes mímicos periodontais. J Dent Res. 2014 Dec;93(12):1304-12.

14) Scantlebury TV. 1982-1992: uma década de desenvolvimento tecnológico para a regeneração guiada de tecidos. J Periodontol. 1993 Nov;64(11 Suppl):1129-37.

15) Sam G, Pillai BR. Evolução das membranas de barreira na regeneração periodontal -ⁿ As membranas de terceira geração estão realmente aqui?". J Clin Diagn Res. 2014 Dec;8(12):ZE14- 7.

16) Cortellini P, Buti J, Pini Prato G, Tonetti MS. Regeneração periodontal comparada com a cirurgia de retalho de acesso em defeitos intra-ósseos humanos - seguimento de 20 anos de um ensaio clínico aleatório: retenção de dentes, recorrência de periodontite e custos. J Clin Periodontol. 2017 Jan;44(1):58-66.

17) Khanna R, Khanna R, Pardhe ND, Srivastava N, Bajpai M, Gupta S. Membrana de titânio puro (Ultra - Ti*) no tratamento de defeitos ósseos periodontais: Um Estudo Comparativo SplitMouth. J Clin Diagn Res. 2016 Sep;10(9):ZC47-ZC51.

18) Wang J, Wang L, Zhou Z, Lai H, Xu P, Liao L, Wei J. Membranas de Polímeros Biodegradáveis Aplicadas na Regeneração Guiada de Ossos/Tecidos: A Review. Polymers (Basel). 2016 Mar 29;8(4):115.

19) He Y, Wang W, Tang X, Liu X. Indução osteogénica de células mesenquimais da medula óssea em membrana nanofibrosa de policaprolactona/quitosano electrospun. Dent Mater J. 2017 31 de maio;36(3):325-332.

20) Ripamonti U. Soluble, insoluble and geometric signals sculpt the architecture of mineralized tissues. *Journal of Cellular and Molecular Medicine.* 2004;8:169-180.

21) Lambert F, Léonard A, Drion P, Sourice S, Layrolle P, Rompen E. Influência dos materiais de preenchimento de espaços no aumento ósseo subantral: coágulo sanguíneo vs. lascas de osso autógeno vs. hidroxiapatite bovina. *Investigação clínica sobre implantes orais.* 2011;5:538-454.

22) Figliuzzi MM, Giudice A, Pileggi S, Scordamaglia F, Marrelli M, Tatullo M, Fortunato L. Hidroxiapatite biomimética utilizada no tratamento de bolsas intra-ósseas periodontais: análise clínica e radiológica. Ann Stomatol (Roma). 2016 Jul 19;7(1-2):16-23. doi: 10.11138/ads/2016.7.1.016. PMID: 27486507; PMCID: PMC4955919.

23) Pradeep AR, Bajaj P, Rao NS, Agarwal E, Naik SB. Fibrina Rica em Plaquetas Combinada com um Enxerto de Hidroxiapatite Porosa para o Tratamento de Defeitos Intra-ósseos de 3 Paredes na Periodontite Crónica: Um Ensaio

Clínico Controlado e Randomizado. J Periodontol. 2017 Dec;88(12):1288-1296.

24) Lee JS, Park WY, Cha JK, Jung UW, Kim CS, Lee YK, Choi SH. Reação do tecido periodontal à estrutura de blocos de nano-hidroxiapatite personalizados em defeitos intra-ósseos de uma parede: um estudo histológico em cães. J Periodontal Implant Sci. 2012 Apr;42(2):50-8.

25) Chawla K, Lamba AK, Faraz F, Tandon S. Avaliação do β-tricálcio fosfato em defeitos ósseos periodontais infra-ósseos humanos: um estudo clínico. Quintessence Int. 2011 Abr;42(4):291-300.

26) Liu CC, Solderer A, Heumann C, Attin T, Schmidlin PR. Biomateriais de fosfato tricálcico (contendo) no tratamento de defeitos infra-ósseos periodontais: Uma revisão sistemática e meta-análise. J Dent. 2021 Nov;114:103812.

27) Nascimento JRB, Sartoretto SC, Alves ATNN, Mourão CFAB, Martinez-Zelaya VR, Uzeda MJ, Granjeiro JM, Montemezzi P, Calasans-Maia MD, Calasans-Maia JA. Avaliação In Vitro e In Vivo do Fosfato de Cálcio Bifásico Nanoestruturado nas Configurações de Grânulos e Massa. Int J Environ Res Public Health. 2021 Jan 11;18(2):533.

28) Bodhare GH, Kolte AP, Kolte RA, Shirke PY. Avaliação clínica e radiográfica e comparação de morsels de aloplastos ósseos bioactivos quando utilizados isoladamente e em combinação com fibrina rica em plaquetas no tratamento de defeitos intra-ósseos periodontais - um ensaio controlado aleatório. J Periodontol. 2019 Jun;90(6):584-594.

29) Jasser RA, AlSubaie A, AlShehri F. Eficácia do fosfato beta-tricálcico em comparação com outros materiais no tratamento de defeitos infra-ósseos periodontais em redor de dentes naturais: uma revisão sistemática e meta-análise. BMC Oral Health. 2021 Abr 29;21(1):219.

30) Rajesh JB, Nandakumar K, Varma HK, Komath M. Cimento de fosfato de cálcio como um "enxerto de barreira" para o tratamento de defeitos intra-ósseos periodontais humanos. Indian J Dent Res. 2009 Out-Dez;20(4):471-9.

31) Ahuja A, Ahuja V, Saha A, Singhal A, Priya T, Bhattacharjee A. Eficácia da esponja de gelatina juntamente com i-PRF em dentes envolvidos endodonticamente com defeitos de furca de grau II: Um Estudo Clínico e Radiográfico. J Contemp Dent Pract 2022; 23 (12):1199- 1202.

32) Chen FM, Zhao YM, Zhang R, Jin T, Sun HH, Wu ZF, Jin Y. Regeneração periodontal utilizando novas estruturas de dextrano glicidilmetacrilado (Dex-GMA)/gelatina contendo microesferas carregadas com proteínas morfogenéticas ósseas. J Control Release. 2007 Aug 16;121(1-2):81-90. doi: 10.1016/j.jconrel.2007.05.023. Epub 2007 May 29. PMID: 17617489.

33) Kabashima H, Sakai T, Mizobe K, Nakamuta H, Kurita K, Terada Y. A utilidade de um coágulo de sangue autólogo combinado com gelatina para a regeneração do tecido periodontal. J Oral Sci. 2013;55(4):363-6. doi: 10.2334/josnusd.55.363. PMID: 24351926.

34) Biondi M., Ungaro F., Quaglia F., Netti P.A. Controlled drug delivery in tissue engineering. Adv. Drug Deliv. Rev. 2008;60:229-242. doi: 10.1016/j.addr.2007.08.038.

35) 21. Makadia H.K., Siegel S.J. Poly lactic-co-glycolic acid (PLGA) as biodegradable
veículo de entrega controlada de medicamentos. Polymers. 2011;3:1377-1397. doi:
10.3390/polym3031377.

36) 70. Palmer R.M., Cortellini P. Periodontal tissue engineering and regeneration: Consensus report of the sixth European workshop on periodontology. J. Clin. Periodontol. 2008;35(Suppl. 8):83-86. doi: 10.1111/j.1600-051X.2008.01262.x.

37) 71. Haidar Z.S., Hamdy R.C., Tabrizian M. Delivery of recombinant bone morphogenetic proteins for bone regeneration and repair. Parte A: Desafios actuais na entrega de BMP. Biotechnol. Lett. 2009;31:1817-1824. doi: 10.1007/s10529-009- 0099-x.

38) Kwon D.H., Bennett W., Herberg S., Bastone P., Pippig S., Rodriguez N.A., Susin C., Wikesjo U.M. Avaliação de uma construção injetável de rhGDF-5/PLGA para procedimentos regenerativos periodontais minimamente invasivos: Um estudo histológico no cão. *J. Clin. Periodontol.* 2010;37:390-397.

39) Oh S.H., Kang S.G., Lee J.H. Comportamento de degradação de scaffolds de PLGA hidrofilizados preparados pelo método de lixiviação de partículas por moldagem por fusão: Comparação com o controlo hidrofóbico. *J. Mater. Sci. Mater. Med.* 2006;17:131-137.

40) Wojak-Cwik I., Hintze V., Schnabelrauch M., Moeller S., Dobrzynski P., Pamula E., Scharnweber D. Poly (l-lactide-co-glycolide) scaffolds coated with collagen and glycosaminoglycans: Impacto na proliferação e diferenciação osteogénica de células estaminais mesenquimais humanas. J. Biomed. Mater. Res. A. 2013;101:3109-3122. doi: 10.1002/jbm.a.34620.

41) Campos D.M., Gritsch K., Salles V., Attik G.N., Grosgogeat B. Surface Entrapment of Fibronectin on Electrospun PLGA Scaffolds for Periodontal Tissue Engineering. BioRes. Acesso livre. 2014;3:117-126. doi: 10.1089/biores.2014.0015.

42) Lo HY, Kuo HT, Huang YY. Aplicação de policaprolactona como um filme biomaterial anti-adesão. Órgãos Artificiais. 2010;34:648-653. DOI:

10.1111/j.1525-1594.2009. 00949.x [60] Rezwan K, Chen QZ, Blaker JJ, Boccaccini AR.

43) Sun X, Xu C, Wu G, Ye Q, Wang C. Poly(Lactic-co-Glycolic Acid): Applications and Future Prospects for Periodontal Tissue Regeneration (Aplicações e Perspectivas Futuras para a Regeneração de Tecidos Periodontais). Polymers (Basel). 2017 Jun 1;9(6):189. doi: 10.3390/polym9060189. PMID: 30970881; PMCID: PMC6432161.

44) Liu X, Ma PX. A arquitetura nanofibrosa de copolímeros funcionais à base de poli(ácido L-lático). Biomaterials. 2010 Jan;31(2):259-69.

45) Wang Q, Jiang J, Chen W, Jiang H, Zhang Z, Sun X. Entrega direccionada de dexametasona de baixa dose utilizando micelas PCL-PEG para um tratamento eficaz da artrite reumatoide. Jornal de Libertação Controlada. 2016;230:64-72. DOI: 10.1016/j.jconrel.2016.03.035

46) Pohlmann AR, Fonseca FN, Paese K, Detoni CB, Coradini K, Beck RC, Guterres SS. Microcápsulas e nanocápsulas de poli(ε-caprolactona) na administração de medicamentos. Opinião de especialistas em administração de medicamentos. 2013;10:623-638. DOI: 10.1517/17425247.2013.769956

47) Chuenjitkuntaworn B, Osathanon T, Nowwarote N, Supaphol P, Pavasant P. A eficácia do andaime de policaprolactona/hidroxiapatita em combinação com células estaminais mesenquimais para a engenharia do tecido ósseo. Jornal de Pesquisa de Materiais Biomédicos Parte A. 2016;104:264-271. DOI: 10.1002/jbm.a.35558

48) Osathanon T, Chuenjitkuntaworn B, Nowwarote N, Supaphol P, Sastravaha P, Subbalekha K, Pavasant P. As respostas das células estaminais mesenquimais derivadas do tecido adiposo humano em suportes à base de policaprolactona: Um estudo in vitro. Tissue Engineering and Regenerative Medicine (Engenharia de Tecidos e Medicina Regenerativa). 2014;11:239-246. DOI: 10.1007/s13770-014-0015-x

49) Huynh NC, Everts V, Nifuji A, Pavasant P, Ampornaramveth RS. Histone deacetylase inhibition enhances in-vivo bone regeneration induced by human periodontal ligament cells. Bone. 2017;95:76-84. DOI: 10.1016/j.bone.2016.11.017

50) Moon IS, Chai JK, Cho KS, Wikesjo UM, Kim CK. Efeitos da malha de poliglactina combinada com carbonato de cálcio reabsorvível ou hidroxiapatite em forma de replamina na reparação periodontal em cães. J Clin Periodontol.1996; 23: 945-951.

51) Marx RE, Carlson ER. Segurança dos bancos de tecidos: Advertências e precauções para o cirurgião oral e maxilofacial. J Oral Maxillofac Surg. 1993; 51: 1372- 1379

52) Barradas AMC, Yuan H, van Blitterswijk CA, Habibovic P. Osteoinductive Biomaterials: Conhecimento atual das propriedades, modelos experimentais e mecanismos biológicos. Eur Cell Mater. 2011; 21: 407-429.

53) Naidu, Punit. (2019). Aloenxertos na regeneração periodontal. Madridge Journal of Case Reports and Studies. 3. 121-125. 10.18689/mjcrs-1000130.

54) Nasr HF, Aichelmann-Reidy ME, Yukna RA. Osso e substitutos ósseos. Periodontol 2000. 1999; 19: 74-86. 32.

55) Mellonig J, Prewett A, Moyer M. Inativação do VIH num aloenxerto ósseo. J Periodontol. 1992; 63: 979-983. doi: 10.1902/jop.1992.63.12.979 33.

56) Rummelhart JM, Mellonig JT, Gray JL, Towle HJ. Uma comparação entre o aloenxerto ósseo liofilizado e o aloenxerto ósseo liofilizado desmineralizado em defeitos ósseos periodontais humanos. J Periodontol. 1989; 60: 655-663. doi: 10.1902/jop.1989.60.12.655

57) Alghamdi AS, Shibly O, Ciancio SG. Osseous grafting part II: xenografts and alloplasts for periodontal regenerations literature review. J Int Acad Periodontol. 2010;12(2):39-44.

58) Humidat AKM. Efeito do xenoenxerto ósseo bovino liofilizado na secreção do fator de necrose tumoral alfa em células mononucleares do sangue periférico humano. Asian J Microbiol Biotechnol Environ Sci. 2018;20:88-92.

59) Proussaefs P, Lozada J, Rohrer MD. Uma avaliação clínica e histológica de um enxerto onlay em bloco em conjunto com partículas autógenas e mineral bovino inorgânico (BioOss): um relato de caso. Int J Periodontics Restorative Dent. 2002;22(6):567-74.

60) Vicente JCD, Hernández-Vallejo G, Braña-Abascal P, Peña I. Aumento do seio maxilar com osso autólogo colhido da parede lateral do maxilar combinado com hidroxiapatite derivada de bovino: observações clínicas e histológicas. Clin Oral Implants Res. 2010;21(4):430-8.

61) Salamanca E, Hsu CC, Huang HM. Regeneração óssea utilizando um composto de colagénio substituto de osso porcino in vitro e in vivo. Sci Rep. 2018;8(1):984. doi:10.1038/s41598- 018-19629-y. 30.

62) Nannmark U, Sennerby L. As respostas do tecido ósseo a enxertos ósseos porcinos cortico-canelados pré-hidratados e colagénicos: um estudo em defeitos maxilares de coelhos. Clin Implant Dent Relat Res. 2008;10(4):264-70. doi:10.1111/j.1708-8208.2007.00080.x.

63) Silva TH, Alves A, Ferreira BM, Oliveira JM, Reys LL, Ferreira RJF, et al. Materiais de origem marinha: uma revisão sobre polímeros e cerâmicas de interesse biomédico. Int Mater Rev. 2012;57(5):276-306.

64) Laine J, Labady M, Albornoz A, Yunes S. Porosidades e tamanhos de poros

em cálcio coralino
carbonato. Mater Charact. 2008;59(10):1522-25.
doi:10.1016/j.matchar.2007.12.002.

65) Aguilar A, Zein N, Harmouch E. Aplicação de quitosano na engenharia óssea e dentária. Molecules. 2019;24(16):3009

66) Melcher AH. Sobre o potencial de reparação dos tecidos periodontais. *J Periodontol.* 1976;47(5):256-60.

67) Gottlow J. Regeneração tecidular guiada utilizando dispositivos bioreabsorvíveis e não-reabsorvíveis: cicatrização inicial e resultados a longo prazo. *J Periodontol.* 1993;64(11 Suppl):1157- 65.

68) Sam G, Pillai BR. Evolução das membranas de barreira na regeneração periodontal -[n] As membranas de terceira geração estão realmente aqui?". J Clin Diagn Res. 2014 Dec;8(12):ZE14- 7. doi: 10.7860/JCDR/2014/9957.5272. Epub 2014 Dec 5. PMID: 25654055; PMCID: PMC4316361.

69) Cambini, A.F.T.; Ordesi, P.; Arcara, C.; Caccianiga, G. Rigenerazione tissutale guidata in difetti infraosseimediante innesto di amelogenine. Dent. Clin. N. Am. 2012, 3, 19-26.

70) Giannobile, W.V.; Somerman, M.J. Growth and amelogenin-like factors in periodontal wound healing. Uma revisão sistemática. Ann. Periodontol. 2003, 8, 193-204.

71) Cortellini, P.; Nieri, M.; Prato, G.P.; Tonetti, M.S. Técnica cirúrgica única minimamente invasiva com um derivado de matriz de esmalte para tratar múltiplos defeitos intra-ósseos adjacentes: Resultados clínicos e morbilidade do paciente. J. Clin. Periodontol. 2008, 35, 605613.

72) Miron, R.J.; Sculean, A.; Cochran, D.L.; Froum, S.; Zucchelli, G.; Nemcovsky, C.; Donos, N.; Lyngstadaas, S.P.; Deschner, J.; Dard, M.; et al. Twenty years of enamel matrix derivative: O passado, o presente e o futuro. J. Clin. Periodontol. 2016, 43, 668- 683.

73) Kaigler, D.; Avila, G.; Wisner-Lynch, L.; Nevins, M.L.; Nevins, M.; Rasperini, G.; Lynch, S.E.; Giannobile, W.V. Platelet-derived growth fator applications in periodontal and peri-implant bone regeneration. Expert Opin. Biol. Ther. 2011, 11, 375-385.

74) Nevins, M.; Giannobile, W.V.; McGuire, M.K.; Kao, R.T.; Mellonig, J.T.; Hinrichs, J.E.; McAllister, B.S.; Murphy, K.S.; McClain, P.K.; Nevins, M.L.; et al. O fator de crescimento derivado das plaquetas estimula o preenchimento ósseo e a taxa de aumento do nível de fixação: Resultados de um grande ensaio multicêntrico controlado e aleatório. J. Periodontol. 2005, 76, 2205-2215.

75) Tarallo, F.; Mancini, L.; Pitzurra, L.; Bizzarro, S.; Tepedino, M.; Marchetti, E.

Utilização de fibrina rica em plaquetas no tratamento de defeitos de furca de grau 2: Revisão sistemática e meta-análise. J. Clin. Med. 2020, 9, 2104.

76) Luan, X.; Ito, Y.; Diekwisch, T.G. Evolution and development of Hertwig's epithelial root sheath. Dev. Dyn. 2006, 235, 1167-1180.

77) Zeichner-David, M.; Oishi, K.; Su, Z.; Zakartchenko, V.; Chen, L.S.; Arzate, H.; Bringas, P., Jr. Role of Hertwig's epithelial root sheath cells in tooth root development. Dev. Dyn. 2003, 228, 651-663.

78) Giannobile, W.V.; Somerman, M.J. Growth and amelogenin-like factors in periodontal wound healing - A systematic review. Ann. Periodontol. 2003, 8, 193-204.

79) Jentsch, H.; Purschwitz, R. Um estudo clínico que avalia o tratamento de defeitos do tipo supra-alveolar com cirurgia de retalho de acesso com e sem um derivado da proteína da matriz do esmalte: Um estudo piloto. J. Clin. Periodontol. 2008, 35, 713-718.

80) Jepsen, S.; Heinz, B.; Jepsen, K.; Arjomand, M.; Hoffmann, T.; Richter, S.; Reich, E.; Sculean, A.; Gonzales, J.R.; Bodeker, R.H.; et al. Um ensaio clínico aleatório que compara o tratamento com derivados da matriz de esmalte e com membranas do envolvimento da furca de Classe II vestibular em molares inferiores, Parte I: Desenho do estudo e resultados para os resultados primários. J. Periodontal. 2004, 75, 1150-1160.

81) McGuire, M.K.; Nunn, M. Avaliação de defeitos de recessão humana tratados com retalhos avançados coronalmente e derivados da matriz de esmalte ou tecido conjuntivo, Parte 1: Comparação de parâmetros clínicos. J. Periodontal. 2003, 74, 1110-1125.

82) Sanz, M.; Tonetti, M.S.; Zabalegui, I.; Sicilia, A.; Blanco, J.; Rebelo, H.; Rasperini, G.; Merli, M.; Cortellini, P.; Suvan, J.E. Tratamento de defeitos intra-ósseos com proteínas da matriz do esmalte ou membranas de barreira: Resultados de um ensaio clínico multicêntrico baseado na prática. J. Periodontol. 2004, 75, 726-733.

83) Romandini, M.; Calatrava, J.; Nobili, A.; Calzavara, D.; Sanz, M. Tratamento de lesões intra-ósseas graves com aplicação de emd e diferentes técnicas de gestão de tecidos moles: Um relato de caso. Dent. Cadmos 2021, 89, 314-318.

84) Miron, R.J.; Sculean, A.; Cochran, D.L.; Froum, S.; Zucchelli, G. Vinte anos de derivados da matriz do esmalte: O passado, o presente e o futuro. J. Clin. Periodontol. 2016, 43, 668-683.

85) Isehed, C.; Holmlund, A.; Renvert, S.; Svenson, B.; Johansson, I.; Lundberg, P. Eficácia do derivado da matriz de esmalte nos resultados clínicos e microbiológicos após o tratamento regenerativo cirúrgico da peri-implantite: Um ensaio aleatório controlado. J. Clin. Periodontol. 2016, 43,

863-873.

86) Zakrzewski, W.; Dobrzynski, M.; Szymonowicz, M.; Rybak, Z. Stem cells: Passado, presente e futuro. Investigação sobre células estaminais. 2019, 10, 68.

87) Trovato, L.; Naro, F.; D'Aiuto, F.; Moreno, F. Promovendo a reparação de tecidos através da entrega de células estaminais de microenxertos. Stem Cells Int. 2020, 2195318.

88) Tassi, S.A.; Sergio, N.Z.; Misawa, M.Y.O.; Villar, C.C. Eficácia das células-tronco na regeneração periodontal: Revisão sistemática de estudos pré-clínicos. J. Periodontal Res. 2017, 52, 793-812.

89) Liu, J.; Ruan, J.; Weir, M.D.; Ren, K.; Schneider, A.; Wang, P.; Oates, T.W.; Chang, X.; Xu, H.H.K. Regeneração periodontal de osso-ligamento-cemento através de andaimes e células estaminais. Cells 2019, 8, 537.

90) Mummolo, S.; Mancini, L.; Quinzi, V.; D'Aquino, R.; Marzo, G.; Marchetti, E. Microenxertos autólogos Rigenera® na regeneração oral: Avaliações clínicas, histológicas e radiográficas. Appl. Sci. 2020, 10, 5084.

91) Chia, H.N.; Wu, B.M. Recent advances in 3D printing of biomaterials (Avanços recentes na impressão 3D de biomateriais). J. Biol. Eng. 2015, 9, 4.

92) Park, C.H.; Rios, H.F.; Jin, Q.; Sugai, J.V.; Padial-Molina, M.; Taut, A.D.; Flanagan, C.L.; Hollister, S.J.; Giannobile, W.V. Tissue engineering bone-ligament complexes using fiber-guiding scaffolds. Biomaterials 2012, 33, 137-145.

93) Park, C.H.; Rios, H.F.; Taut, A.D.; Padial-Molina, M.; Flanagan, C.L.; Pilipchuk, S.P.; Hollister, S.J.; Giannobile, W.V. Scaffolds de orientação de fibras baseados em imagens: Uma plataforma para regenerar interfaces de tecidos. Tissue Eng. Parte C Métodos 2014, 20, 533-542.

94) Goh, B.T.; Teh, L.Y.; Tan, D.B.; Zhang, Z.; Teoh, S.H. Novel 3D polycaprolactone scaffold for ridge preservation - A pilot randomised controlled clinical trial. Clin. Implante Oral. Res. 2015, 26, 271-277.

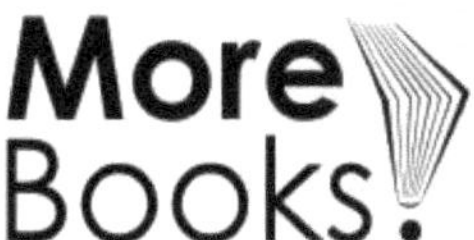

More
Books!

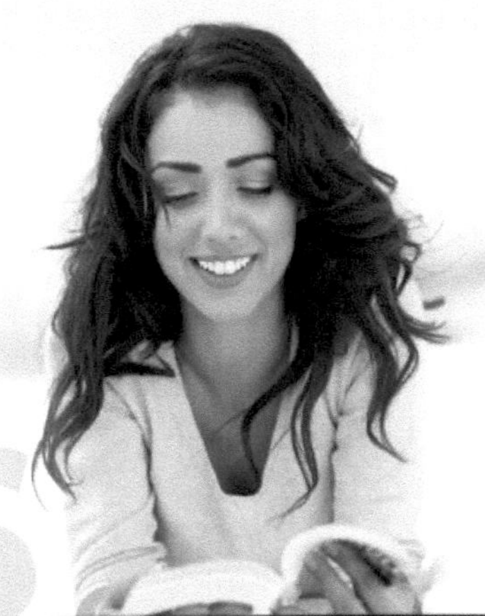

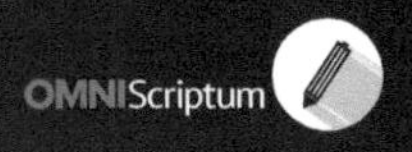

info@omniscriptum.com
www.omniscriptum.com
OMNIScriptum

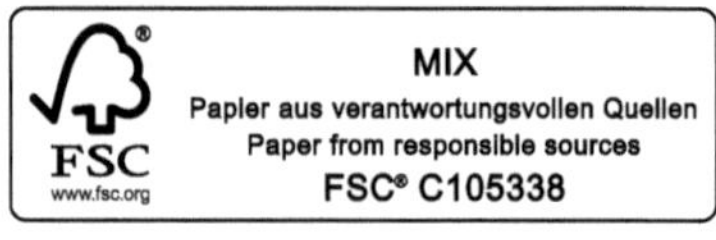

Printed by Books on Demand GmbH, Norderstedt / Germany